整形外科・病理

悪性骨腫瘍取扱い規約

General Rules for Clinical and Pathological Studies on Malignant Bone Tumors

2015年11月

第4版

日本整形外科学会・日本病理学会 編

November 2015 (The 4th Edition)
The Japanese Orthopaedic Association
The Japanese Society of Pathology

金原出版株式会社

第4版　序

　この度，悪性骨腫瘍取扱い規約第4版が出版される運びとなった．第3版の発刊から15年が経ち，この間，骨腫瘍については基礎と臨床の両面から多くの研究が行われ，いくつかの腫瘍では細胞起源や病態が明らかとなり，治療面では集学的治療の進歩により悪性骨腫瘍に対する患肢温存手術は標準的な術式となり，術後の患肢機能やQOLも治療の重要な要素となっている．また，整形外科学医の骨・軟部腫瘍に対する認識も高まり，初診時の適切な対応や治療の集約化は治療成績の向上に寄与している．

　骨原発悪性腫瘍の治療では，正確な診断と適正な治療計画が必要である．診断に際しては，希少がんゆえ，骨腫瘍の存在を意識して日常診療にあたることが重要である．今回の改訂では，これまでの骨・軟部腫瘍委員会の申し合わせ事項を継承し，整形外科の第一線で診療される先生方にとって骨腫瘍の診断や治療の標準的な手引きとなるよう，修得すべき基本的な知識に新しい知見を加えた．病理各論では2013年版のWHO分類に沿って，各項に画像所見と解説文を加え，病理組織所見を含めてひとつの腫瘍を総合的に把握できるようにした．2013年版WHO分類の主な変更点は，悪性度に関してIntermediate（locally aggressive, rarely metastasizing）の概念が導入されたこと，細胞起源や病態の明らかとなった腫瘍の項目がIntermediateへ移動したことなどである．骨巨細胞腫，軟骨芽細胞腫，動脈瘤様骨嚢腫，Langerhans細胞組織球症などはIntermediateに分類された．また，動脈瘤様骨嚢腫はTumors of undefined neoplastic natureの項目へ，骨未分化高悪性度多形肉腫（悪性線維性組織球腫）はMiscellaneous tumorsの項目に移動した．なお，WHO分類はイギリス綴りの英語表記であるが，読者がわかりやすいように第4版では表1の骨腫瘍分類を含めその他の箇所はアメリカ綴りの英語表記で統一した．腫瘍の日本語表記については整形外科の成書においても統一されていないものがあるが，腫瘍名は英語表記を基準とし，日本語表記はあくまでも翻訳による表現であることをご理解いただきたいと思う．

　骨腫瘍は多くの種類がありさまざまな病態を呈するため，診断と治療に際しては専門的知識に加え，臨床と病理の密な連携が必要である．多くの整形外科や病理の先生方が本書を活用されることを願っている．

　最後に，第1版の発刊から33年の月日が経過しているが，この間，本規約の作成にご尽力いただいた諸先輩方，そして，ご多忙の中，第4版の改訂作業にご努力いただきました骨・軟部腫瘍委員会の先生方に心より感謝の意を表します．

2015年11月

日本整形外科学会　骨・軟部腫瘍委員会
悪性骨腫瘍取扱い規約第4版作成委員会
委員長　土谷　一晃

日本整形外科学会　骨・軟部腫瘍委員会
悪性骨腫瘍取扱い規約 第4版作成委員会

日本整形外科学会

荒木　信人	地方独立行政法人大阪府立病院機構 大阪府立成人病センター整形外科 部長
石井　　猛	千葉県がんセンター整形外科 診療部長
石黒　直樹	名古屋大学大学院医学系研究科運動・形態外科学 整形外科学/リウマチ学 教授
大塚　隆信	名古屋市立大学大学院医学研究科 社会復帰医学講座 整形外科学分野 教授
大野　貴敏	日本赤十字社 岐阜赤十字病院整形外科 部長，岐阜大学医学部整形外科 客員教授
生越　　章	新潟大学地域医療教育センター魚沼基幹病院 特任教授
尾﨑　敏文	岡山大学大学院医歯薬学総合研究科整形外科 教授
川井　　章	国立がん研究センター中央病院骨軟部腫瘍・リハビリテーション科 医長
佐藤　啓二	愛知医科大学 学長
下瀬　省二	独立行政法人国立病院機構 呉医療センター・中国がんセンター 統括診療部長
高橋　　満	静岡県立静岡がんセンター整形外科，副院長
田仲　和宏	大分大学医学部整形外科・人工関節学講座 講師
土谷　一晃	東邦大学医学部整形外科 教授
土屋　弘行	金沢大学大学院医学系研究科機能再建学（整形外科学）教授
戸口田淳也	京都大学再生医科学研究所再生医学応用研究部門組織再生応用分野 教授
西田　佳弘	名古屋大学大学院医学系研究科運動・形態外科学 整形外科学/リウマチ学 准教授兼特命教授
播广谷勝三	九州大学医学部整形外科学教室 講師
平賀　博明	独立行政法人国立病院機構 北海道がんセンター腫瘍整形外科 医長
麩谷　博之	兵庫医科大学整形外科学教室 准教授
別府　保男	医療法人社団三成会 新百合ヶ丘総合病院骨軟部腫瘍研究所 所長
松本　誠一	公益財団法人がん研究会有明病院 副院長兼整形外科部長
森岡　秀夫	慶應義塾大学医学部整形外科学教室 准教授
山本　哲司	香川大学医学部整形外科 教授

日本病理学会

石田　　剛	国立国際医療研究センター 国府台病院中央検査部 部長
中嶋　安彬	株式会社ピーシーエルジャパン PCL大阪病理・細胞診センター 所長
野島　孝之	金沢医科大学臨床病理学教室 教授

第3版 序

　悪性骨腫瘍取扱い規約が10年ぶりに改訂されることになった。第1版が1982年に発刊され，およそ20年が経過し，この間の悪性骨腫瘍の治療成績は飛躍的に向上してきた。そして，多くの施設で標準的治療がなされるようになってきている。

　日本の医療制度の根幹は「公平と平等」の原則にのっとり，「誰でもが，いつどこででも標準的治療が受けられる」ことを目的としている。悪性骨腫瘍のような頻度の少ない腫瘍においてこのような治療体制が最善かの議論は別にして，現実の治療に地域や病院間で格差があってはならないことである。そのためには悪性骨腫瘍の標準的な診断基準や治療概念についての簡便な参考書が必要であるが，残念ながら現在のところわが国では刊行されていない。そのため，取扱い規約の範疇を越えることを承知で，使いやすい参考書的要素も取り入れることを日本整形外科学会　骨・軟部腫瘍委員会で申し合わせた。

　このことを踏まえて，今回の改訂にあたり，診断に関しては充実を計った。それが診断精度や骨腫瘍登録の向上に結びつき，早期発見や治療成績の改善につながると信じたからである。特に画像診断，病理診断の項に多くの紙面を割いたのはそのためである。化学療法，手術療法については現在行われている方法の基本的考え方を記すに止めたが，それらの評価方法については標準化を計るための努力を継続した。しかし，未だ満足できるものではないことを痛感している。部分的には問題を残しているが，全体を通しては世界に通用する高度な情報をわかりやすく提示できたと思っている。そのため大幅な増ページになり，使い勝手が悪くなったかもしれない。

　今後の問題として，診断・治療の簡易で信頼性のある評価基準の作成であろう。全国の施設より多くの症例を集積して，生物学的動態や予後を反映する評価基準を作成しなければならない。先生方の忌憚のないご意見を頂戴できれば幸甚です。

　最後に，多忙な日常業務の中，この改訂作業にご努力いただいた委員の先生方に感謝の意を表します。

2000年6月

悪性骨腫瘍取扱い規約作成委員会

委員長　内田　淳正

日本整形外科学会委員
　　井須和男，岩本幸英，上田孝文，佐藤啓二，多上智康
　　土屋弘行，戸口田淳也，別府保男，松本誠一

日本病理学会委員
　　中嶋安彬

第2版　序

　1982年8月に第1版の悪性骨腫瘍取扱い規約を発刊して以来早や8年を経，やや遅きに失した感もあるが，ここに第2版を上梓する運びとなった．この間，画像診断は著しく進歩し，病巣の局在および拡がりが把握され，術前療法の効果判定も可能となり，かなりの頻度で患肢温存療法が施行されるようになった．初版は骨腫瘍の診療および登録の手引き書的役割を果したにすぎないが，本版ではできるだけ取扱い規約書らしいものにすべく委員一同努力した．本規約において加筆，改訂された主な点を以下に列記する．

1. 初版で提示した日本整形外科学会　骨・軟部腫瘍委員会骨腫瘍分類改訂案は，実際に登録に使用し問題がなく，「改訂案」を削除し，新たに骨内分化型骨肉腫，淡明細胞型軟骨肉腫を☆印を付して追加した．
2. 画像診断は主病巣の拡がりおよびスキップ，リンパ節転移の検出など病巣範囲の決定に焦点を絞った．
3. 病期分類に関しては1987年UICC発表の新TNM分類を示し，また，骨肉腫について日本整形外科学会　骨・軟部腫瘍委員会で検討しているTNM分類を加えた．さらにEnnekingの骨・軟部腫瘍共通のsurgical stage分類も付記した．
4. 針および切開生検法の注意点を記し，材料提出時の申込書の書き方を記載した．
5. 治療の項で，a. 患肢温存手術法と術後の機能評価法，b. 切除縁評価法のガイドライン，c. 臨床的および病理組織学的治療効果判定基準を新規に盛り込んだ．
6. 生存率算定法として，生命表法による累積生存率のほかにKaplan-Meier法による生存率の計算法を加えた．
7. 臨床病理の各論は鑑別診断を中心に記述した．

　いまだ不備，不適当な点も少なくないと思われるが，今後必要に応じて改訂を重ね，よりよい規約書にする所存である．

1990年7月

悪性骨腫瘍取扱い規約作成委員会

委員長　古屋光太郎

日本整形外科学会委員

古屋光太郎，立石昭夫，福間久俊

川口智義，古瀬清夫，川野　壽

日本病理学会委員

牛込新一郎，町並陸生

疫学担当委員

富永祐民

第1版 序

　従来，骨原発性悪性腫瘍に対し切・離断のごとき根治手術が行われてきたが，その予後はきわめて不良であった。近年，強力な化学療法の導入によって治療成績は飛躍的な向上をみている。悪性骨腫瘍の予後をより一層向上させるためには診断法，病期分類，治療法および成績判定法など一定の基準をもつ必要がある。

　そこで1979年4月，日本整形外科学会　骨・軟部腫瘍委員会において，他の臓器癌の規約書にならい骨腫瘍取扱い規約作成委員会を発足させることとした。病理学的事項の記述は日本病理学会より推薦された委員に依頼し，臨床と病理の緊密な協力のもとにまとめられ発刊の運びとなった。

　悪性骨腫瘍は他臓器の癌と異なり，その種類も多く，発生部位も多岐にわたり，しかも組織型により悪性度が著しく異なり，いまだ治療法も確立されておらず，流動的で，出来上がってみると取扱い規約というよりも骨腫瘍の手引き書的な感が強く反省している。意に満たぬ点が多々あるが，まずご利用いただき，多くのご意見を集め，今後改訂を重ね，より理想的な規約書にしたい。

昭和57年8月

悪性骨腫瘍取扱い規約作成委員会
委員長　古屋光太郎

日本整形外科学会委員
　　　前山　巌，阿部光俊，福間久俊，川口智義

日本病理学会委員
　　　金子　仁，牛込新一郎，町並陸生

目次

I 骨腫瘍の分類 1

II 骨腫瘍の頻度 11
1 発生頻度 12
2 国内での相対頻度 16

III 骨腫瘍の診断 19
1 画像診断 20
  A 良性・悪性の鑑別 20
  B 腫瘍の病巣範囲決定 25
  C 遠隔転移の決定 27
  D 診断の注意点 28
2 臨床検査 29
3 遺伝子診断 31
4 生検法 33
  A 針生検法（吸引生検を含む） 33
  B 切開生検法 33
5 骨腫瘍の病期分類 35
  A Surgical Staging System 35
  B UICC/AJCC による TNM 分類（第7版） 35

IV インフォームドコンセント 37
A インフォームドコンセントの目的 38
B インフォームドコンセントの対象と内容 38

V 骨腫瘍の治療 39
1 手術療法 40
  A 原発巣に対する治療 40
  B 遠隔転移巣に対する手術療法 42
  C 患肢温存手術の機能評価 42
  D 切除縁評価法（骨・軟部腫瘍委員会第一次案） 45
2 化学療法 52
  A 化学療法の対象と目的 52
  B 化学療法の分類 52
  C 化学療法プロトコール 52
  D 主な抗癌剤の投与法と副作用 53
  E 副作用の対策 54
3 放射線療法 56
  A 治癒的放射線療法 56
  B 補助的放射線療法 56
  C 緩和的放射線療法 56
  D 重粒子線治療 56
4 治療効果判定 57
  A 原発巣の画像効果判定 57
  B 組織学的効果判定基準 60
  C 転移巣の画像効果判定 60

VI 骨腫瘍の治療成績 61
1 用語の定義 62
  A 局所再発の定義 62
  B 転移の定義 62
  C その他 62

2 生存率の解析 64
A 臨床研究のエンドポイント 64
B 生存率 64
C 生命表法による累積生存率 65
D 生存率・生存時間の比較 66
E 統計解析上の留意点 67

VII 骨腫瘍の登録 69

A 全国骨・軟部腫瘍登録の歴史 70
B 全国骨腫瘍登録の実際 70

VIII 骨腫瘍の病理 75

1 骨腫瘍病理総論 76
A 検体の取扱い 76
B 病理診断のための組織学的検索法 78
C Staging および grading について 81
D 骨腫瘍の分類について 82

2 骨腫瘍病理各論 84
A 原発性骨腫瘍 84

1 軟骨形成性腫瘍 84
良性 84
1-1 骨軟骨腫（軟骨外骨腫） 84
1-1-1 単発性骨軟骨腫 84
1-1-2 多発性骨軟骨腫 86
1-2 軟骨腫 87
1-2-1 内軟骨腫 87
（附）軟部軟骨腫 90
（附）多発性軟骨腫症 90
1-2-2 骨膜性軟骨腫 92
1-3 骨軟骨粘液腫 93
1-4 爪下外骨腫 94
1-5 傍骨性骨軟骨異形増生 94
1-6 滑膜軟骨腫症 96
中間性（局所侵襲性） 97

1-7 軟骨粘液線維腫 97
1-8 異型軟骨腫瘍／高分化軟骨肉腫 99
（附）境界軟骨腫瘍 101
中間性（低頻度転移性） 101
1-9 軟骨芽細胞腫 101
悪性 104
1-10 軟骨肉腫 104
1-10-1 通常型軟骨肉腫，中分化，低分化 104
1-10-2 二次性軟骨肉腫 107
1-10-3 骨膜性軟骨肉腫 110
1-10-4 脱分化型軟骨肉腫 110
1-10-5 間葉性軟骨肉腫 112
1-10-6 淡明細胞型軟骨肉腫 113

2 骨形成性腫瘍 116
良性 116
2-1 骨腫 116
2-2 類骨骨腫 117
中間性（局所侵襲性） 119
2-3 骨芽細胞腫 119
悪性 121
2-4 骨内高分化型骨肉腫 122
2-5 通常型骨肉腫 123
2-5-1 軟骨芽細胞型骨肉腫 123
2-5-2 線維芽細胞型骨肉腫 123
2-5-3 骨芽細胞型骨肉腫 123
2-6 血管拡張型骨肉腫 128
2-7 小細胞骨肉腫 130
2-8 二次性骨肉腫 130
2-9 傍骨性骨肉腫 130
2-10 骨膜性骨肉腫 133
2-11 表在性高悪性度骨肉腫 135
2-12 骨皮質内骨肉腫 136
2-13 顎骨骨肉腫 136

3 線維形成性腫瘍 137
中間性（局所侵襲性） 137
3-1 類腱線維腫 137
悪性 139
3-2 線維肉腫 139

4 線維組織球性腫瘍 142
4-1 良性線維性組織球腫／非骨化性線維腫 142

5 造血系腫瘍 145
悪性 145
5-1 骨髄腫 145
5-2 孤立性形質細胞腫 145
5-3 悪性リンパ腫 146

6　富破骨細胞性巨細胞腫瘍　*150*
良性　*150*
6-1　指趾骨巨細胞性病変　*150*
中間性（局所侵襲性，低頻度転移性）　*152*
6-2　骨巨細胞腫　*152*
悪性　*155*
6-3　骨巨細胞腫に伴う悪性腫瘍　*155*
7　脊索性腫瘍　*158*
良性　*158*
7-1　良性脊索細胞腫　*158*
悪性　*159*
7-2　脊索腫　*159*
8　脈管性腫瘍　*162*
良性　*162*
8-1　血管腫　*162*
8-2　リンパ管腫　*163*
8-3　グロームス腫瘍　*164*
中間性（局所侵襲性）　*165*
8-4　骨血管腫症　*165*
8-4-1　嚢胞状血管腫症　*165*
8-4-2　広範骨融解　*165*
中間性（局所侵襲性，低頻度転移性）　*166*
8-5　類上皮血管腫　*166*
8-6　高分化血管内皮腫（非特異型）　*166*
悪性　*169*
8-7　類上皮血管内皮腫　*169*
8-8　血管肉腫　*169*
9　筋原性腫瘍　*173*
悪性　*173*
9-1　平滑筋肉腫　*173*
10　脂肪性腫瘍　*174*
良性　*174*
10-1　脂肪腫　*174*
悪性　*175*
10-2　脂肪肉腫　*175*
11　新生物としての性質が不確定な腫瘍群　*176*
良性　*176*
11-1　単発性骨嚢腫　*176*
11-2　線維性異形成　*177*
11-3　骨線維性異形成　*180*
11-4　軟骨間葉性過誤腫　*181*
11-5　Rosai-Dorfman 病　*181*
中間性（局所侵襲性）　*182*
11-6　動脈瘤様骨嚢腫　*182*
11-7　Langerhans 細胞組織球症　*184*
11-7-1　単骨性　*184*
11-7-2　多骨性　*184*

11-8　Erdheim-Chester 病　*189*
12　その他の腫瘍　*191*
良性　*191*
12-1　先天性線維腫症　*191*
中間性（低頻度転移性）　*191*
12-2　高リン尿性間葉系腫瘍　*191*
悪性　*192*
12-3　Ewing 肉腫　*192*
12-4　Ewing 肉腫類似の小細胞肉腫　*196*
12-5　アダマンチノーマ　*196*
12-6　骨未分化高悪性度多形肉腫　*199*
13　その他の稀な腫瘍　*200*
14　分類不能腫瘍　*201*

B　続発性骨腫瘍　*202*
　1　転移性腫瘍　*202*
　2　放射線照射後肉腫　*205*
　3　骨 Paget 病に伴う肉腫　*206*
　4　線維性異形成に伴う肉腫　*207*
　5　慢性骨髄炎瘻孔に伴う癌腫　*207*
　6　その他の続発性骨腫瘍　*207*

C　その他の病変　*208*
　1　黄色腫　*208*
　2　傍関節骨嚢胞　*208*
　3　軟骨下嚢胞　*209*
　4　線維軟骨性異形成　*209*
　5　線維軟骨性間葉腫　*210*
　6　骨内類表皮嚢腫　*210*
　7　爪下角化棘細胞腫　*210*
　8　副甲状腺機能亢進症による褐色腫瘍　*210*
　9　骨 Paget 病　*212*
　10　肥満細胞症　*214*
　11　骨化性筋炎　*214*
　12　骨折仮骨　*216*
　13　骨髄炎　*217*
　14　骨梗塞　*217*
　15　神経障害性関節症（Charcot 関節）　*217*

D　腫瘍症候群　*218*

付録　各種規約一覧 *219*

1　切除範囲の表現法（ISOLS）　*220*

2　同種骨移植（allograft）の評価法　*227*

3　腫瘍用人工関節のレントゲン評価法　*228*

4　患肢機能評価法（Enneking）　*229*

I

骨腫瘍の分類

骨腫瘍とは「放射線診断学あるいは病理組織診断学的事実から骨という臓器に発生したと考えられる腫瘍」と定義される．限局性に増殖したり自然退縮する，臨床経過や病理組織学的に腫瘍と類似した病態が「腫瘍類似性疾患」と分類されてきたが，近年の遺伝子解析により，「腫瘍類似性疾患」でも共通した遺伝子変異が検出されつつあり，両者の境界は明確ではない．

「骨という臓器」はさまざまな組織から構成されており，それぞれの組織には複数の種類の細胞が存在している．狭義の骨組織は骨芽細胞，骨細胞，破骨細胞，骨膜細胞で構成されており，他の骨と接する部分には硝子軟骨細胞や線維軟骨細胞が存在している．さらに骨髄には，造血系細胞群とそれを支持する間質細胞，脂肪細胞，脈管細胞，血管平滑筋細胞，神経系細胞，線維芽細胞が存在しており，理論的にはこれらのすべてが「原発性骨腫瘍の起源細胞」となりうる．

したがって骨腫瘍の分類は「起源細胞」に基づいて行うことが系統的に理解するうえでは理想的ではあるが，現実的には画像所見および病理組織学的所見より，起源細胞を確定することは困難である．ゆえに現在，世界共通の分類である世界保健機構（WHO）の腫瘍国際組織分類シリーズの骨腫瘍版では，発生した腫瘍の病理組織像が，どのような正常組織に類似した組織を形成しているのか，あるいはどのような正常細胞に類似した細胞群から構成されているのかという点から分類がなされている．正常組織あるいは正常細胞との類似性は，形態のみならず，免疫組織学的所見，ときには遺伝子解析も加味されたうえで評価される．そのうえで悪性腫瘍としての性質（局所侵襲性および転移巣形成能など）により，良性，中間および悪性の分類がなされ，最終的な病理診断分類となる．

今般，2013年に上記のWHO分類が全面的に改正されたことから，本書での分類も基本的にこの分類に基づいたものを用いているが，これまで含まれていた骨発生の神経原性腫瘍が除かれているなど，臨床上の分類とは異なる点もある．なお各疾患の和名についての統一見解は，現在のところ示されていない．

表1 骨腫瘍分類

I 原発性骨腫瘍　Primary bone tumors
1 軟骨形成性腫瘍　Chondrogenic tumors
　良性　Benign
　　骨軟骨腫　Osteochondroma 9210/0
　　軟骨腫　Chondroma 9220/0
　　　内軟骨腫　Enchondroma 9220/0
　　　骨膜性軟骨腫　Periosteal chondroma 9221/0
　　　＊多発性軟骨腫症　＊Multiple chondromatosis 9220/1（Enchondromatosis : Ollier disease and Maffucci syndrome）
　　骨軟骨粘液腫　Osteochondromyxoma 9211/0
　　爪下外骨腫　Subungual exostosis 9213/0
　　傍骨性骨軟骨異形増生　Bizarre parosteal osteochondromatous proliferation 9212/0
　　滑膜軟骨腫症　Synovial chondromatosis 9220/0
　中間性（局所侵襲性）　Intermediate（locally aggressive）
　　軟骨粘液線維腫　Chondromyxoid fibroma 9241/0
　　異型軟骨腫瘍/高分化軟骨肉腫　Atypical cartilaginous tumor/Chondrosarcoma grade 1 9222/1
　　　＊境界軟骨腫瘍　＊Cartilaginous tumors of boderline malignancy
　中間性（低頻度転移性）　Intermediate（rarely metastasizing）
　　軟骨芽細胞腫　Chondroblastoma 9230/1
　悪性　Malignant
　　軟骨肉腫　Chondrosarcoma
　　　通常型軟骨肉腫　Conventional chondrosarcoma, 中分化，低分化　Grade 2, grade 3 9220/3
　　　二次性軟骨肉腫　Secondary chondrosarcoma
　　　骨膜性軟骨肉腫　Periosteal chondrosarcoma（Juxtacortical chondrosarcoma）
　　　脱分化型軟骨肉腫　Dedifferentiated chondrosarcoma 9243/3
　　　間葉性軟骨肉腫　Mesenchymal chondrosarcoma 9240/3
　　　淡明細胞型軟骨肉腫　Clear cell chondrosarcoma 9242/3
2 骨形成性腫瘍　Osteogenic tumors
　良性　Benign
　　骨腫　Osteoma
　　類骨骨腫　Osteoid osteoma 9191/0
　中間性（局所侵襲性）　Intermediate（locally aggressive）
　　骨芽細胞腫　Osteoblastoma 9200/0
　悪性　Malignant
　　骨内高分化型骨肉腫　Low grade central osteosarcoma 9187/3（Intraosseous well-differentiated osteosarcoma）
　　通常型骨肉腫　Conventional osteosarcoma 9180/3
　　　軟骨芽細胞型骨肉腫　Chondroblastic osteosarcoma 9181/3
　　　線維芽細胞型骨肉腫　Fibroblastic osteosarcoma 9182/3
　　　骨芽細胞型骨肉腫　Osteoblastic osteosarcoma 9180/3
　　血管拡張型骨肉腫　Telangiectatic osteosarcoma 9180/3
　　小細胞骨肉腫　Small cell osteosarcoma 9185/3（円形細胞骨肉腫 Round-cell osteosarcoma）
　　二次性骨肉腫　Secondary osteosarcoma 9180/3
　　傍骨性骨肉腫　Parosteal osteosarcoma 9192/3
　　骨膜性骨肉腫　Periosteal osteosarcoma 9193/3
　　表在性高悪性度骨肉腫　High grade surface osteosarcoma 9194/3
　　＊骨皮質内骨肉腫　＊Intracortical osteosarcoma
　　＊顎骨骨肉腫　＊Osteosarcoma of jaw bones

3 線維形成性腫瘍　Fibrogenic tumors
　中間性（局所侵襲性）　Intermediate（locally aggressive）
　　類腱線維腫　Desmoplastic fibroma 8823/0
　悪性　Malignant
　　線維肉腫　Fibrosarcoma 8810/3
4 線維組織球性腫瘍　Fibrohistiocytic tumors
　　良性線維性組織球腫/非骨化性線維腫　Benign fibrous histiocytoma/Non-ossifying fibroma 8830/0（骨幹端線維性欠損 Metaphyseal fibrous defect）
5 造血系腫瘍　Hematopoietic tumors
　悪性　Malignant
　　骨髄腫　Plasma cell myeloma 9732/3
　　孤立性形質細胞腫　Solitary plasmacytoma of bone 9731/3
　　*悪性リンパ腫　*Malignant lymphoma 9590/3［Primary non-Hodgkin lymphoma of bone 9591/3］
6 富破骨細胞性巨細胞腫瘍　Osteoclastic giant cell rich tumors
　良性　Benign
　　指趾骨巨細胞性病変　Giant cell lesion of the small bones（no ICD-O）（巨細胞（修復性）肉芽腫　Giant cell（reparative）granuloma，巨細胞反応　Giant cell reaction, Solid variant of aneurysmal bone cyst）
　中間性（局所侵襲性，低頻度転移性）　Intermediate（locally aggressive, rarely metastasizing）
　　骨巨細胞腫　Giant cell tumor of bone 9250/1
　悪性　Malignant
　　骨巨細胞腫に伴う悪性腫瘍　Malignancy in giant cell tumor of bone 9250/3
7 脊索性腫瘍　Notochordal tumors
　良性　Benign
　　良性脊索細胞腫　Benign notochordal cell tumor 9370/0
　悪性　Malignant
　　脊索腫　Chordoma 9370/3
8 脈管性腫瘍　Vascular tumors
　良性　Benign
　　血管腫　Hemangioma 9120/0
　　*リンパ管腫　*Lymphangioma（5.1.2）
　　*グロームス腫瘍　*Glomus tumor（glomangioma）
　中間性（局所侵襲性）　Intermediate（locally aggressive）
　　*骨血管腫症　*Skeletal angiomatosis
　　　*嚢胞状血管腫症　*(diffuse) Cystic angiomatosis（Hamartomatous hemolymphangiomatosis, Diffuse or systematized hemangiomatosis）
　　　*広範骨融解　*Massive osteolysis（Gorham disease, disappearing bone disease, phantom bone disease）
　中間性（局所侵襲性，低頻度転移性）　Intermediate（locally aggressive, rarely metastasizing）
　　類上皮血管腫　Epithelioid hemangioma 9125/0
　　*高分化血管内皮腫　*Low grade hemangioendothelioma（Hemangioendothelioma grade 1 or 2），NOS
　悪性　Malignant
　　類上皮血管内皮腫　Epithelioid hemangioendothelioma 9133/3
　　血管肉腫　Angiosarcoma 9120/3（*低分化血管内皮腫　*High grade hemangioendothelioma, *Hemangioendothelioma grade 3 or 4）

9 筋原性腫瘍　Myogenic tumors
　良性　Benign
　　平滑筋腫　Leiomyoma of bone 8890/0
　悪性　Malignant
　　平滑筋肉腫　Leiomyosarcoma of bone 8890/3
10 脂肪性腫瘍　Lipogenic tumors
　良性　Benign
　　脂肪腫　Lipoma of bone 8850/0
　悪性　Malignant
　　脂肪肉腫　Liposarcoma of bone 8850/3
11 新生物としての性質が不確定な腫瘍群　Tumors of undefined neoplastic nature
　良性　Benign
　　単発性骨嚢腫　Simple bone cyst（孤立性骨嚢腫　Solitary bone cyst, 単胞性骨嚢腫　Unicameral bone cyst）
　　線維性異形成　Fibrous dysplasia 8818/0
　　骨線維性異形成　Osteofibrous dysplasia
　　軟骨間葉性過誤腫　Chondromesenchymal hamartoma（胸壁過誤腫 Chest wall hamartoma, 胸壁間葉性過誤腫　Mesenchymal hamartoma of chest wall，乳幼児胸壁血管軟骨性過誤腫　Vascular and cartilaginous hamartoma of the chest wall in infants）
　　Rosai-Dorfman 病　Rosai-Dorfman disease（洞組織球症　Sinus histiocytosis with massive lymphadenopathy）
　中間性（局所侵襲性）　Intermediate（locally aggressive）
　　動脈瘤様骨嚢腫　Aneurysmal bone cyst 9260/0
　　Langerhans 細胞組織球症　Langerhans cell histiocytosis 9751/1（Langerhans 細胞肉芽腫症　Langerhans cell granulomatosis, 好酸球性肉芽腫 Eosinophilic granuloma, 組織球症 X Histiocytosis X）
　　　単骨性　Monostotic 9752/1
　　　多骨性　Polyostotic 9753/1
　　Erdheim-Chester 病　Erdheim-Chester disease 9750/1
12 その他の腫瘍　Miscellaneous tumors
　良性　Benign
　　*先天性線維腫症　*Congenital fibromatosis（Infantile myofibromatosis）（Myopericytoma, Infantile hemangiopericytoma）
　中間性（低頻度転移性）　Intermediate（rarely metastasizing）
　　*腫瘍原性骨軟化症　*Oncogenic osteomalacia, Phosphaturic mesenchymal tumor
　悪性　Malignant
　　Ewing 肉腫　Ewing sarcoma 9264/3
　　*Ewing 肉腫類似の小細胞肉腫　Ewing sarcoma-like small round cell tumors
　　アダマンチノーマ　Adamantinoma 9261/3
　　骨未分化高悪性度多形肉腫　Undifferentiated high grade pleomorphic sarcoma of bone 8830/3（骨悪性線維性組織球腫　Malignant fibrous histiocytoma of bone）
13 *その他の稀な腫瘍　*Other rare tumors
14 *分類不能腫瘍　*Unclassified tumors

II *続発性骨腫瘍　*Secondary bone tumors
　　*転移性腫瘍　*Metastatic malignancy
　　*放射線照射後肉腫　*Postradiation sarcoma
　　*骨Paget病に伴う肉腫　*Sarcoma in Paget disease of bone
　　*線維性異形成に伴う肉腫　*Sarcoma in fibrous dysplasia
　　*慢性骨髄炎瘻孔に伴う癌腫　*Carcinoma in fistula of chronic osteomyelitis
　　*その他の続発性骨腫瘍　*Other secondary tumors

III その他の病変　Miscellaneous lesions
　　*黄色腫　*Xanthoma
　　*先天性線維腫症　*Congenital fibromatosis（Infantile myofibromatosis）（Myopericytoma, Infantile hemangiopericytoma）
　　*線維軟骨性異形成　*Fibrocartilaginous dysplasia
　　*線維軟骨性間葉腫　*Fibrocartilaginous mesenchymoma
　　*骨内類表皮嚢腫　*Intraosseous epidermoid cyst
　　*爪下角化棘細胞腫　*Subungual keratoacanthoma
　　*傍関節骨嚢胞（骨内ガングリオン）　*Juxta-articular bone cyst（Intraosseous ganglion）
　　*軟骨下骨嚢胞　*Subchondral cyst
　　*副甲状腺機能亢進症による褐色腫瘍　*Brown tumor of hyperparathyroidism
　　*骨Paget病　*Paget disease of bone
　　*肥満細胞症　*Mastocytosis
　　*骨化性筋炎（異所性骨化）　*Myositis ossificans（Heterotopic ossification）
　　*骨折仮骨　*Fracture callus
　　*骨髄炎　*Osteomyelitis
　　*骨梗塞　*Bone infarct
　　*神経障害性関節症（シャルコー関節）　*Neuropathic arthropathy（Charcot joint）

IV 腫瘍症候群　Congenital and inherited syndromes
　　Beckwith-Wiedemann syndrome
　　Cherubism
　　Enchondromatosis: Ollier disease and Maffucci syndrome
　　Li-Fraumeni syndrome
　　McCune-Albright syndrome
　　Multiple osteochondromas
　　Neurofibromatosis type 1
　　Retinoblastoma syndrome
　　Rothmund-Thomson syndrome
　　Werner syndrome
　　*Familial adenomatous polyposis

・英文病変名の後の数字はWHO分類第4版（2013年版）において採用されているInternational Classification of Disease for Oncology（ICD-O）およびSystematized Nomenclature of Medicine（SNOMED）のmorphology codeである[1)2)]。
・*印の付いたものは，WHO分類には記載されていないが，臨床病理学上の特徴があり，診断上意味があると思われるので，本分類に取り入れた病変名である。
・[ ]に入れてあるものは，WHO分類には記載があるが，分類上は「いわゆる」という付記があった方がよいのではないかと思われたり，よりわかりやすくするために分類上の位置について考慮した方がよいと思われる病変名である。

・線維性異形成 Fibrous dysplasia について

「Fibrous dysplasia」の日本語訳として，日本整形外科学会 編『整形外科用語集 第7版』では「線維性骨異形成［症］」の表記が採用されているが，Fibrous dysplasia 自体は骨ばかりではなく，稀であるが軟骨も作ってくることがある。

また，「Osteofibrous dysplasia（骨線維性異形成）」という腫瘍名もあることから，「Dysplasia」の訳語に「骨」を含めることで，読者の混乱を招きかねないと判断した。

よって，本書では「Fibrous dysplasia」の日本語訳として「線維性異形成」を採用することとした。

表2　WHO Classification of Bone Tumours（文献1による）

Chondrogenic tumours
Benign
　Osteochondroma 9210/0
　Chondroma 9220/0
　　Enchondroma 9220/0
　　Periosteal chondroma 9221/0
　Osteochondromyxoma 9211/0
　Subungual exostosis 9213/0
　Bizarre parosteal osteochondromatous proliferation 9212/0
　Synovial chondromatosis 9220/0
Intermediate（locally aggressive）
　Chondromyxoid fibroma 9241/0
　Atypical cartilaginous tumour/Chondrosarcoma grade I 9222/1
Intermediate（rarely metastasizing）
　Chondroblastoma 9230/1
Malignant
　Chondrosarcoma
　　Grade II, grade III 9220/3
　Dedifferentiated chondrosarcoma 9243/3
　Mesenchymal chondrosarcoma 9240/3
　Clear cell chondrosarcoma 9242/3
Osteogenic tumours
Benign
　Osteoma
　Osteoid osteoma 9191/0
Intermediate（locally aggressive）
　Osteoblastoma 9200/0
Malignant
　Low grade central osteosarcoma 9187/3
　Conventional osteosarcoma 9180/3
　　Chondroblastic osteosarcoma 9181/3
　　Fibroblastic osteosarcoma 9182/3
　　Osteoblastic osteosarcoma 9180/3
　Telangiectatic osteosarcoma 9180/3
　Small cell osteosarcoma 9185/3
　Secondary osteosarcoma 9180/3
　Parosteal osteosarcoma 9192/3
　Periosteal osteosarcoma 9193/3
　High grade surface osteosarcoma 9194/3
Fibrogenic tumours
Intermediate（locally aggressive）
　Desmoplastic fibroma 8823/0
Malignant
　Fibrosarcoma 8810/3
Fibrohistiocytic tumours
　Benign fibrous histiocytoma/Non-ossifying fibroma 8830/0
Haematopoietic tumours

Malignant
　　Plasma cell myeloma 9732/3
　　Solitary plasmacytoma of bone 9731/3
　　Primary non-Hodgkin lymphoma of bone 9591/3
Osteoclastic giant cell rich tumours
Benign
　　Giant cell lesion of the small bones (no ICD-O)
Intermediate (locally aggressive, rarely metastasizing)
　　Giant cell tumour of bone 9250/1
Malignant
　　Malignancy in giant cell tumour of bone 9250/3
Notochordal tumours
Benign
　　Benign notochordal cell tumour 9370/0
Malignant
　　Chordoma 9370/3
Vascular tumours
Benign
　　Haemangioma 9120/0
Intermediate (locally aggressive, rarely metastasizing)
　　Epithelioid haemangioma 9125/0
Malignant
　　Epithelioid haemangioendothelioma 9133/3
　　Angiosarcoma 9120/3
Myogenic tumours
Benign
　　Leiomyoma of bone 8890/0
Malignant
　　Leiomyosarcoma of bone 8890/3
Lipogenic tumours
Benign
　　Lipoma of bone 8850/0
Malignant
　　Liposarcoma of bone 8850/3
Tumours of undefined neoplastic nature
Benign
　　Simple bone cyst
　　Fibrous dysplasia 8818/0
　　Osteofibrous dysplasia
　　Chondromesenchymal hamartoma
　　Rosai-Dorfman disease
Intermediate (locally aggressive)
　　Aneurysmal bone cyst 9260/0
　　Langerhans cell histiocytosis 9751/1
　　　　Monostotic 9752/1
　　　　Polyostotic 9753/1
　　Erdheim-Chester disease 9750/1

Miscellaneous tumours
　Ewing sarcoma 9264/3
　Adamantinoma 9261/3
　Undifferentiated high grade pleomorphic sarcoma of bone 8830/3

Congenital and inherited syndromes
　Beckwith-Wiedmann syndrome
　Cherubism
　Enchondromatosis: Ollier disease and Maffucci syndrome
　Li-Fraumeni syndrome
　McCune-Albright syndrome
　Multiple osteochondromas
　Neurofibromatosis type 1
　Retinoblastoma syndrome
　Rothmund-Thomson syndrome
　Werner syndrome

文　献

1) Fletcher CDM, Bridge JA, Hogendoorn PCW, et al, eds : Pathology and Genetics of Tumours of Soft Tissue and Bone（in Bosman FT, Jaffe funs, Lakhani SR, et al ed. World Health Organization Classification of Tumours）. Lyon, IARC Press, 2013.
2) Fritz A, Percy C, Jack A, et al eds : International classification of diseases for oncology (ICD-O) Third edition. World Health Organization, Geneva, 2000（with 2011 Updates to ICD-O-3. International Agency for Research on Cancer (ICDO3@iarc.fr) and World Health Organization (whofic@who.int) September 2011）.

II

骨腫瘍の頻度

1 発生頻度

　骨原発性腫瘍は比較的稀な腫瘍であるということは広く知られている。近年の厚生労働省の人口動態統計によれば悪性骨腫瘍による死亡者数は，悪性新生物による死亡者数全体の 0.1％程度である。一方，悪性骨腫瘍がわが国で年間何例発生するかという正確な情報はみあたらない。

　人口動態統計では毎年の死亡原因別の人数が報告されているが，骨および関節軟骨の悪性新生物による死亡者数は，1965 年に 1,044 人で人口 10 万人に対する死亡率は 1.1 でピークであった。その後は減少傾向で，1985 年以降は年間 500 人を切る傾向である。1980 年以降の人口 10 万人に対する死亡率は 0.4 であるが，1995 年以降は 2004 年と 2005 年を除いて 0.3 となっている。2012 年の死亡者総数 384 人は，最大であっ

表1　骨および関節軟骨の悪性新生物による年次死亡数および人口 10 万人に対する死亡率

年	総数	死亡率（10 万対）
1950	412	0.5
1955	811	0.9
1960	1,014	1.1
1965	1,044	1.1
1970	902	0.9
1975	704	0.6
1980	509	0.4
1985	487	0.4
1990	455	0.4
1995	368	0.3
2000	377	0.3
2001	374	0.3
2002	403	0.3
2003	357	0.3
2004	618	0.5
2005	904	0.7
2006	384	0.3
2007	398	0.3
2008	436	0.3
2009	368	0.3
2010	385	0.3
2011	362	0.3
2012	384	0.3

（厚生労働省大臣官房統計情報部　平成 24 年人口動態統計（確定数）の概況　より作成）

表2 骨の悪性新生物死亡率の国際比較（人口10万対，年齢調整は世界人口を使用）

年	性別	日本		米国		英国	
		粗死亡率	年齢調整死亡率	粗死亡率	年齢調整死亡率	粗死亡率	年齢調整死亡率
2001〜2002	男	0.35	0.27	0.49	0.41	0.58	0.48
2003〜2004		0.46	0.32	0.50	0.42	0.58	0.48
2005〜2006*		0.61	0.38	0.54	0.44	0.58	0.45
2001〜2002	女	0.27	0.18	0.38	0.27	0.39	0.30
2003〜2004		0.31	0.19	0.38	0.26	0.46	0.35
2005〜2006*		0.42	0.22	0.40	0.29	0.42	0.29

年	性別	フランス		ドイツ		オーストラリア	
		粗死亡率	年齢調整死亡率	粗死亡率	年齢調整死亡率	粗死亡率	年齢調整死亡率
2001〜2002	男	1.25	0.88	0.53	0.38	0.47	0.40
2003〜2004		1.09	0.76	0.55	0.40	0.60	0.52
2005〜2006*		1.12	0.75	0.55	0.39	-	-
2001〜2002	女	0.75	0.41	0.51	0.27	0.38	0.27
2003〜2004		0.70	0.39	0.50	0.31	0.35	0.27
2005〜2006*		0.74	0.41	0.46	0.26	-	-

*米国は2005年のみ
データソース：WHO Mortality Database
(国立がん研究センターがん対策情報センターがん情報部・統計部 片野田耕太先生のご協力による)

た1965年の37％となっている。

　これらの数字の変化としては，悪性骨腫瘍の発生数の減少，治療法の進歩による死亡数の減少，または分類方法の変化などが考えられる（表1）。近年の死亡率の減少は治療法の進歩による可能性があると推測されるが，疾患分類方法の変化が影響している可能性も否定できない。

　人口動態統計は国際疾病分類（ICD）を用いて分類されている。そのバージョンと適用年に関しては1950年からICD-6，1958年からICD-7，1968年からICD-8，1979年からICD-9，そして1995年以降はICD-10が使用されている。現在用いられているICD-10ではC40-C41（骨および関節軟骨の悪性新生物）に分類されている。1979年の人口動態統計では，1978年と同一サンプルでもICD-9を使うとICD-8を使った場合に比べて，骨の悪性新生物の死亡数が21％も減少したと記載されている。

　一方，本統計は原発性の骨の悪性新生物の登録によるものではあるが，転移性骨腫瘍が混在している可能性は否定できない。

　わが国の骨の悪性新生物の人口10万人に対する年齢調整死亡率を欧米と比較すると，2001〜2002年では男性0.27と女性0.18，2003〜2004年では男性0.32と女性0.19，2005〜2006年では男性0.38と女性0.22であった。どの年を検討してもわが国の死亡率は欧米に比し低い。特にフランスと英国の死亡率は高く，フランスでは男性0.75〜0.88，女性0.39〜0.41，英国では男性0.45〜0.48，女性0.29〜0.35である（表2）。

表3 日本の骨悪性腫瘍罹患率（人口10万対）*

年齢（歳）	罹患率	
	男	女
0～4	0.03	0.06
5～9	0.26	0.17
10～14	0.55	0.56
15～19	0.71	0.49
20～24	0.51	0.26
25～29	0.25	0.22
30～34	0.25	0.18
35～39	0.23	0.13
40～44	0.32	0.19
45～49	0.28	0.19
50～54	0.30	0.27
55～59	0.47	0.22
60～64	0.48	0.36
65～69	0.35	0.33
70～74	0.70	0.45
75～79	0.74	0.45
80～84	0.43	0.44
85～	0.47	0.20
全年齢	0.38	0.28
年齢調整（昭和60年日本人モデル人口）	0.37	0.27
年齢調整（世界人口）	0.36	0.26

*13の地域がん登録における1993～2001年診断例[1]
（国立がん研究センターがん対策情報部・統計部
片野田耕太先生のご協力による）

　国内13地域のがん登録における1993～2001年の骨悪性腫瘍の人口10万人に対する罹患率が年齢別に推計されている[1]。全年齢の粗罹患率は男性0.38，女性0.28で，世界人口で年齢調整すると男性0.36，女性0.26となる（表3）。骨悪性腫瘍の好発年齢である10～14歳では人口10万人に対して男性0.55，女性0.56で，15～19歳では男性0.71，女性0.49であった。もうひとつのピークは男女ともに70歳代に認められる。
　米国の1973～1987年までのSurveillance Epidemiology and End Results（SEER）の取集したデータでは，この期間中の悪性骨腫瘍の発生例数は2,627例で，悪性骨腫瘍は悪性腫瘍全体数の0.2％で，悪性軟部腫瘍と比較すると約1/10であった[2]。傍骨性骨肉腫などを含めると骨肉腫が922例（35.1％）と最も多く，次いで軟骨肉腫677例（25.8％），Ewing肉腫420例（16％），脊索腫221例（8.4％）であった（表4）。人口10万人あたりの米国での発症率に関しては，骨肉腫が0.3，軟骨肉腫が0.2，Ewing肉腫が0.1であった（表5）。悪性骨腫瘍全体の発生率では，白人は黒人より高い傾向があり，黒人におけるEwing肉腫の発生頻度は低かった。また男性の方が女性より罹患率が高い傾向であった。

表4 組織診断，性別，人種による悪性骨腫瘍相対発生率
(SEER：1973〜1987年)

組織型	数	%
骨肉腫	922	35.1
軟骨肉腫	677	25.8
Ewing肉腫	420	16.0
脊索腫	221	8.4
悪性線維性組織球腫	149	5.7
血管肉腫	36	1.4
不特定	32	1.2
その他	170	6.4
合計	2,627	100

(文献2 Table 2より改変)

表5 組織診断，人種，性別による悪性骨腫瘍発生率（人口10万人あたり）
(SEER：1973〜1987年)

組織型	全例			白人			黒人		
	小計	男性	女性	小計	男性	女性	小計	男性	女性
骨肉腫	0.3	0.4	0.3	0.3	0.3	0.3	0.3	0.4	0.3
軟骨肉腫	0.2	0.2	0.2	0.2	0.3	0.2	0.1	0.2	0.1
Ewing肉腫	0.1	0.2	0.1	0.2	0.2	0.1	0.0	0.0	0.0
脊索腫	0.1	0.1	0.0	0.1	0.1	0.1	0.0	0.0	―
悪性線維性組織球腫	0.0	0.1	0.0	0.0	0.1	0.0	0.0	0.0	0.1
合計	0.7	1.0	0.6	0.8	1.0	0.7	0.4	0.6	0.5

(文献2 Table 3より改変)

❷ 国内での相対頻度

　わが国においては日本整形外科学会による全国規模での骨腫瘍登録が1964～1996年まで行われ，2006年より再開され2011年までの集計結果が報告されている。1964年より1996年までの33年間の原発性悪性骨腫瘍の登録例数は9,666例で，年間平均293例である。2006～2011年の6年間では2,925例の登録がある。年間488例であるが，これは実際の発生数が増えたと考えるよりも，登録率が上昇してきていることが考えられる。

　また，この登録例が実際の国内での発生数の何％に相当するかは明らかではない。骨肉腫で5,329例（42.4％）であり，以下，軟骨肉腫2,015例（16.0％），多発性骨髄腫1,701例（13.5％），Ewing肉腫780例（6.2％），悪性リンパ腫722例（5.7％），未分化高悪性度多形肉腫（以前の悪性線維性組織球腫）601例（4.8％），などである。悪性線維性組織球腫は1972年以降の登録より新しく分類項目とされたが，2002年，WHOが未分化高悪性度多形肉腫と命名し，以後，本名称が用いられてきている。血管肉腫も2006年以降，血管内皮腫と外皮腫に分かれて登録されている（表6）。

表6　悪性骨腫瘍登録例（1964～1996年，2006～2011年）

診断名	1964-1971	1972-1988	1989-1996	2006-2011	計	％
軟骨肉腫	193	699	542	581	2,015	16.0
間葉性軟骨肉腫	3	10	6	10	29	0.2
脱分化型軟骨肉腫	0	14	21	41	76	0.6
骨肉腫	904	2,020	1,324	1,081	5,329	42.4
傍骨性骨肉腫	16	81	43	34	174	1.4
骨膜性骨肉腫	0	5	22	11	38	0.3
線維肉腫	131	107	15	16	269	2.1
未分化高悪性度多形肉腫（悪性線維性組織球腫）	0	275	201	125	601	4.8
血管内皮腫				26	26	0.2
血管外皮腫				6	6	0.0
血管肉腫	27	45	17		89	0.7
多発性骨髄腫	287	805	297	312	1,701	13.5
悪性リンパ腫	106	198	106	312	722	5.7
脊索腫	27	148	134	155	464	3.7
脂肪肉腫	11	18	5	3	37	0.3
悪性巨細胞腫	54	78	20	15	167	1.3
Ewing肉腫	107	294	191	188	780	6.2
悪性間葉腫	0	2	2	1	5	0.0
アダマンチノーマ	0	16	15	8	39	0.3
計	1,866	4,815	2,964	2,925	12,570	100.0

2006年までの登録では血管肉腫として登録されていた症例は，2006年以降は血管外皮腫と血管内皮腫として登録されている。

文　献

1) Marugame T, Katanoda K, Matsuda T, et al ; The Japan Cancer Surveillance Research Group : The Japan Cancer Surveillance Report : Incidence of Childhood, Bone, Penis and Testis Cancers. Jpn J Clin Oncol 37 : 319-323, 2007.
2) Dorfman HD, Czerniak B : Bone Cancers. Cancer 75（1 Suppl）: 203-210, 1995.

III

骨腫瘍の診断

1 画像診断

A 良性・悪性の鑑別

　良・悪性を鑑別するには，画像所見から腫瘍の発育速度，浸潤性を評価する必要がある．すなわち，腫瘍が増大，浸潤することにより生じた骨髄，骨皮質，骨膜の変化を画像所見から読み取らなければならない．骨の破壊・形成，基質の石灰化・骨化，周囲の骨や骨膜の反応性変化を評価するのに，単純X線像が最も有用である．補助的にCT，MRI，骨シンチグラフィ，FDG-PET検査などを活用する．これらの所見に加え，好発年齢や発生部位（骨端，骨幹端，骨端）の特徴から，疾患をある程度絞り込むことができる．

1　X線所見（表1）

　原則として2方向のX線写真で，腫瘍の増大に伴う骨髄や骨皮質の破壊，反応性骨硬化，病巣内の石灰化，骨膜反応，骨外病変を観察する．

1-1　骨破壊像（図1）

　骨破壊は地図状，虫食い状，浸透状の3つに分けられる．発育速度が遅い腫瘍は骨髄内で明瞭な境界を形成し，地図状と表現される．発育が速くなるに従い，虫食い状，浸透状と表わされる骨破壊を示すようになる．

a. 地図状骨破壊

　発育の遅い腫瘍は，骨組織を比較的均一に吸収し，正常骨との間に明瞭な境界が形成される（図1a）．良性腫瘍や低悪性度の腫瘍でみられる．発育が遅いものほど，骨芽細胞による骨修復である周囲の骨硬化像を形成しやすい．地図状骨破壊とその周囲の骨硬化像は良性骨腫瘍の所見である．

b. 虫食い状骨破壊

　発育の速い腫瘍は，骨髄や骨皮質に虫が食べたような，粗い数mm程度の孔を生

表1　X線写真による良性・悪性骨腫瘍の鑑別点

所見	良性	悪性
骨破壊像	地図状	虫食い状，浸透状
骨膜反応	一層の厚い骨膜反応	玉ねぎ様骨膜反応，スピクラ，Codman三角
骨皮質の変化	骨皮質が皮殻状に菲薄化・膨隆	骨皮質の膨隆なく，骨皮質を破壊，浸透し骨外に腫瘍が進展
腫瘍内硬化像	腫瘍内に均一な硬化像があり，外縁にも硬化像がある	腫瘍の中心部に不均一な硬化像があるが，外縁には硬化像がない

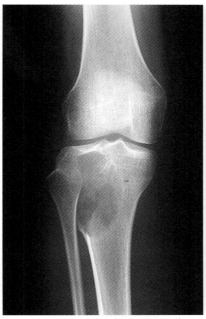 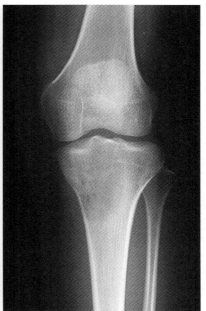

a　地図状骨破壊（骨巨細胞腫）　　　b　虫食い状骨破壊（骨肉腫）
図1　骨破壊像

じる（図1b）。これらの吸収像は時間とともに融合する。中等度の浸潤性のある悪性腫瘍でみられる。

　c．浸透状骨破壊

最も発育の速い腫瘍は，骨梁間に浸透し，境界が不明瞭で，骨皮質には多数の小さい卵円形の骨吸収を生じる。最も悪性度の高い腫瘍にみられる。

1-2　骨膜反応（図2）

骨膜下に存在する腫瘍の発育によって生じた刺激により，骨膜に新生骨が沈着することによってみられる反応が骨膜反応である。X線学的なパターンは，発育の速度を反映している。

　a．一層の厚い骨膜反応

ゆっくり発育する腫瘍では，腫瘍との境界に骨膜の新生骨により一層の厚い壁が形成される。良性骨腫瘍あるいは骨髄炎などでみられる。

　b．玉ねぎ様骨膜反応

層状の骨膜反応は，腫瘍の周期的な発育の盛衰により骨膜性新生骨が壁を形成しきれないときに生じる（図2a）。主にEwing肉腫，悪性リンパ腫，骨髄腫などの円形細胞腫瘍に特徴的な所見とされる。

　c．スピクラ

スピクラは，腫瘍が骨膜を破って増殖したときに，腫瘍組織に埋没した骨膜に，骨皮質の垂直方向に新生骨がみられる所見で，極めて侵襲的な腫瘍の発育を表している

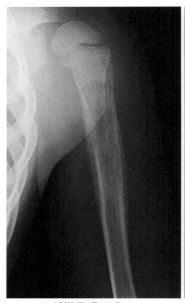 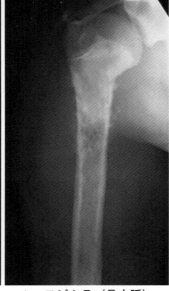 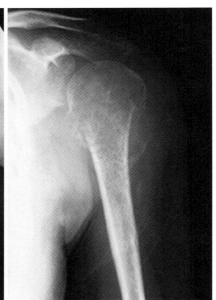

a　玉ねぎ様骨膜反応
　　（Ewing 肉腫）　　　　　b　スピクラ（骨肉腫）　　　　c　Codman 三角（骨肉腫）

図2　骨膜反応

（図2b）。

d. Codman 三角

腫瘍が骨皮質を破壊し，骨膜が挙上されたとき，骨膜と骨との間に生じた三角形の空間に骨形成がみられることがある（図2c）。しばしば悪性腫瘍にみられ，骨膜の剥離を伴った急速な骨皮質の穿孔を表している。

1-3　骨皮質の変化

腫瘍が緩徐に発育すると，骨皮質は破骨細胞により内側が侵食され，骨芽細胞により外側に骨新生が起こり，皮殻状に非薄化・膨隆する。腫瘍の発育速度が速いと，骨皮質が膨隆する間もなく，骨皮質を破壊，浸透し骨外に腫瘍が進展する。

1-4　腫瘍内硬化像（図3）

腫瘍内に均一な硬化像があり，外縁にも硬化像があるものは発育が遅く，不均一な硬化像が中心部のみにみられ，外縁にみられないものは発育が速いと考えられる。石灰化の様式には，軟骨基質性と類骨性がある。

a. 軟骨基質性石灰化

軟骨基質性の石灰化は，点状，コンマ状，柔毛性で，より分葉化した軟骨の領域においてはリング状，円弧状となる（図3a）。軟骨腫，軟骨肉腫，軟骨芽細胞腫などにみられる。

b. 類骨性石灰化

類骨性の石灰化は，不定形な均一無構造，雲状，象牙状として認められる。しばしば骨肉腫でみられるため注意を要する（図3b）。

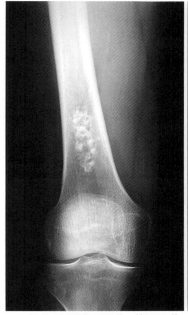 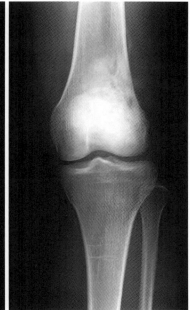

a 軟骨基質性石灰化（軟骨腫）　　b 類骨性石灰化（骨肉腫）
図3　腫瘍内硬化像

2　CT（コンピュータ断層撮影）

　濃度分解能に優れ，X線検査でははっきりしない微細な骨皮質の変化，骨膜反応，骨化や石灰化を描出するのに優れている。骨，石灰化，空気（ガス）の描出に優れるが，軟部組織の濃度分解能はMRIに劣る。任意の断面の画像再構成や3次元画像表示が可能で，複雑な構造をしている骨盤や脊椎を立体的に把握することが可能である。造影3D-CTでは，血管造影と同様の画像が得られる。

3　MRI

　組織分解能や空間分解能に優れ，腫瘍内外の変化を把握するのに不可欠な検査である。X線ではわかりにくい浸透状骨破壊もT1強調像では低信号の変化として容易に把握できる（図4）。腫瘍は一般にT1強調像で低信号，T2強調像で高信号を示すため，信号強度で鑑別診断することは困難であるが，腫瘍を構成している成分を推測することができる。

　T1，T2強調像ともに低信号を示すものは，カルシウムに富む骨・骨皮質，線維組織，ヘモジデリンなど，T1，T2強調像ともに高信号を示すものは，脂肪，メトヘモグロビンなど，T1強調像で低信号，T2強調像で強い高信号を示すものは，液体，軟骨組織などが代表的である。手術に際しては，腫瘍の拡がり，神経・血管との位置関係を把握するために有用である。

4　シンチグラフィ

　シンチグラフィは，体内に投与した放射性同位体から放出される放射線を検出し，その分布を画像化したものである。骨シンチグラムでは，テクネシウム（^{99m}Tc）で

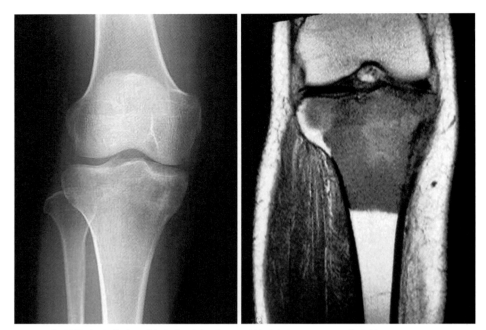

図4 右脛骨未分化高悪性度多形肉腫のX線写真とMRI T1強調像

標識されたリン酸化合物が骨の代謝が盛んな部位に集積する。腫瘍細胞で刺激された破骨細胞により骨が破壊されると、骨芽細胞が造骨反応を起こし、同部に製剤が集積する。転移性骨腫瘍の診断に有用であるが、造骨反応がある変形性脊椎症、骨折痕、術後変化なども異常部位として集積するので、必ずX線で確認する必要がある。

ガリウム（^{67}Ga）シンチグラムでは、血清蛋白質のひとつであるトランスフェリンと結合した67Gaが腫瘍細胞に取り込まれて集積すると考えられている。悪性腫瘍（特に悪性リンパ腫）の診断や治療効果判定、転移診断に有用であるが、炎症性疾患でも集積することがあるので注意が必要である。

タリウム（^{201}Tl）シンチグラムでは、K$^+$に類似した^{201}Tlが、Na-K ATPaseに親和性が強いため細胞内に取り込まれ集積する。腫瘍への集積機序は血流やNa-K ATPase活性が考えられているが、詳細は不明である。早期像と後期像で比較することで、良・悪性の判定に利用されることがある。また、生きた細胞にのみに集積するので術前化学療法の効果判定としての利用価値もある。

5 FDG-PET

PET（positron emission tomography）は、ポジトロン（陽電子）を放出する放射性同位元素で標識された薬剤を注射し、その体内分布を画像化したものである。^{18}F-2-デオキシ-2-フルオロ-D-グルコース（FDG）はブドウ糖の水酸基を^{18}Fで置換した化合物であり、グルコーストランスポーターにより細胞に取り込まれ、リン酸化されたブドウ糖は分解されるが、FDGは細胞内に蓄積する。脳疾患（てんかん、認知症）、虚血性心疾患、悪性腫瘍、炎症性疾患などの診断に使用される。空間分解能が

低いため，正確な局在診断のためには CT や MRI と対比する必要がある．

6　血管造影

現在，血管造影は診断にはあまり用いられておらず，動注化学療法や手術前の塞栓術などの治療に用いられている．

B　腫瘍の病巣範囲決定

腫瘍広範切除術，とりわけ患肢温存術を安全に遂行するには，術前の画像を詳細に検討し，腫瘍の進展範囲を正確に評価することが極めて重要である．腫瘍の肉眼所見において，腫瘍の周囲には変色した反応層が存在し，その外側には浮腫層を認めるのが一般的である．反応層は腫瘍浸潤の危険性が高い領域である．病巣の進展範囲は，骨内と骨外に分けて評価する．

1　骨内進展の評価

1-1　長軸方向への進展

MRI の矢状断や冠状断が最も有用である．T1 強調像で脂肪髄の中に低信号の腫瘍が描出されるため，辺縁を評価しやすい．ただし腫瘍周辺の反応層と浮腫領域も腫瘍と同様，T1 強調像では低信号，T2 強調像や STIR 像では高信号を呈し，腫瘍浸潤と明確に鑑別するのが困難である．実臨床においては，microscopic な腫瘍浸潤を否定することが不可能であり，この領域も病巣とみなして切除縁を設定せざるを得ない場合が多い．

1-2　骨端への進展

成長軟骨板が存在する年少者においては，骨端浸潤の評価が重要となる．近年，骨端を温存する縮小手術が試みられているが，画像上，成長軟骨板の破壊像や骨端の腫瘍が検出できなくとも，組織学的に腫瘍浸潤が認められる場合があり，その評価には慎重であるべきである．一般的には，MRI T1 強調像にて腫瘍本体よりも弱い低信号を呈する場合は，浮腫を反映していることが多いとされる．

1-3　スキップ転移（図 5）

原発腫瘍の病巣とは健常組織を隔てて非連続の病巣を形成することがあり，これをスキップ転移（skip metastasis）と呼ぶ．骨組織では，骨髄内静脈洞の腫瘍塞栓と考えられている．罹患骨全長を MRI 矢状断か冠状断で撮像することが重要である．スキップ転移は小結節であることが多いため，なるべく thin slice で撮像する．スキップ転移の検出には MRI の感度が最も高いが，浮腫，骨髄梗塞，骨髄過形成，G-CSF の使用に起因する再赤色髄化などの骨髄変化との鑑別は困難なこともあり，造影 MRI，骨シンチグラフィ，PET-CT などの所見や，生検により診断する．

2　骨外進展の評価

2-1　周辺組織への進展（図 6，7）

CT 像にて骨皮質の破壊像，骨外に膨隆する腫瘍像を評価する．造影剤を用いた 3 次元画像の構成により，腫瘍と血管の関係を立体的に把握することが可能である．

26　Ⅲ　骨腫瘍の診断

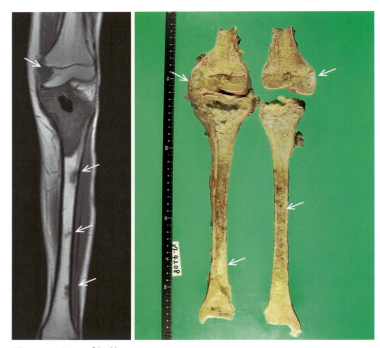

図5　スキップ転移

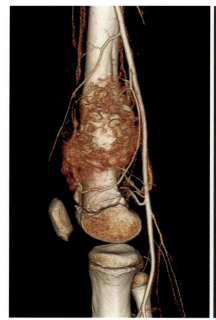

図6　3次元造影CT
血管と腫瘍の関係を評価する。

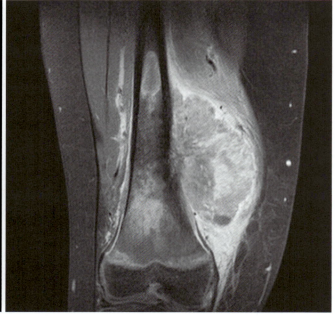

図7　造影MRI（脂肪抑制像）
骨外腫瘍が骨端レベルに進展している。

MRIにおいても，筋肉，神経血管束，その他の臓器への進展度を評価する。T2強調像で腫瘍周囲の軟部組織との信号強度の相違を明確に描出できるが，腫瘍や血腫と神経血管束周囲の脂肪を区別するには，脂肪抑制像を用いるのがよい。造影MRIは腫瘍内の血流評価，壊死範囲の同定などに適している。ときに骨外腫瘍の方が，骨内腫瘍よりも長軸方向に大きく進展していることがあり，MRI矢状断や冠状断で評価する。その場合は骨外腫瘍の辺縁から切除縁を設定して骨切除を計画する必要がある。

2-2 関節内浸潤

関節面に及ぶ病的骨折が存在する場合は関節内への腫瘍汚染を疑う。関節内にeffusionを認めても関節内浸潤が常に存在するとは限らないが，関節内腫瘤の存在，関節面直下への腫瘍浸潤，膝の側副靱帯や十字靱帯，あるいは膝蓋上嚢への腫瘍浸潤が認められる場合は関節内浸潤を疑う。

C 遠隔転移の決定

悪性骨腫瘍の転移部位は圧倒的に肺が多い。わが国の報告では232例の悪性骨腫瘍中，転移は96例に生じ，うち89例が肺転移であった。その他では29例が骨転移，8例がリンパ節転移を含む軟部転移，6例が肝転移，5例が脳転移であった（複数の転移臓器例を含む）。腫瘍別ではEwing肉腫に骨転移が多い傾向がみられる。米国からの骨肉腫に限った報告では高悪性度骨肉腫255例中，肺転移単独が77例に生じ，17例に肺転移と他部位の再燃（6例が局所再発，6例が中枢神経転移，5例が骨転移）がみられ，13例には肺以外の転移が最初の再燃としてみられた（10例が骨，3例が軟部，1例が中枢神経）。悪性骨腫瘍の転移好発臓器はまず肺であり，その次は骨であるといえよう。したがって遠隔転移の決定には肺と骨の精査が重要になると考えられる。

肺転移の検索にはCTが一般的に行われ，骨転移の検索には骨シンチグラフィが多用されるが，いずれの検査にも，疑陽性，偽陰性があることに留意すべきである。近年では全身MRIやPET/CTが悪性骨腫瘍の遠隔転移検索に使用されることもある。

いったん肺転移が生じた進行例では基本的に全身のどこにでも転移は生じ得る。

文献

1) 生越 章，堀田哲夫，畠野宏史，他：骨軟部肉腫の転移様式 臨整外 38：773-778, 2003.
2) Huth JF, Eiber FR：Patterns of recurrence after resection of osteosarcoma of the extremity. Arch Surg 124：122-126, 1989.
3) Picci P, Vanel D, Briccoli A, et al：Computed tomography of pulmonary metastases from osteosarcoma：the less poor technique. A study of 51 patients with histological correlation. Ann Oncol 12：1601-1604, 2001.
4) Byun BH, Kong CB, Lim I, et al：Comparison of (18) F-FDG PET/CT and (99m) Tc-MDP bone scintigraphy for detection of bone metastasis in osteosarcoma. Skeletal Radiol 42：1673-1681, 2013.
5) Siegel MJ, Acharyya S, Hoffer FA, et al. Whole-body MR imaging for staging of malignant tumors in pediatric patients：results of the American College of Radiology Imaging Network 6660 Trial. Radiology 266：599-609, 2012.

D 診断の注意点

　骨腫瘍の診断は，病歴および臨床所見（検査所見を含む）に加えて単純X線像を中心とする画像所見が基本となり，病理組織所見はこれを確定するためのものである。鑑別疾患を想定して必要時に適切な検査・画像診断を行い，骨軟部腫瘍に精通した整形外科医と放射線科診断医，病理医が情報を十分に交換して遅滞なく迅速に診断を得たうえで適切な治療方針を立てなければならない。間違った診断に基づいて治療が開始されることのないように注意が必要である。そのためにも，多くの画像に接して画像所見の読影に習熟することが肝要である。また，実際の臨床の場では，必ずしも典型例通りでない症例に遭遇することもあるので注意が必要である。

2 臨床検査

悪性骨腫瘍の鑑別診断に有用な臨床検査データとしては以下のものがある。

1 血清酵素

　a. 血清アルカリフォスファターゼ

骨肉腫の約半数，その他の骨形成性腫瘍では高値を示すことがある。しばしば高値を示す。検査法により正常値が異なること，小児の正常値は成人の1.5〜2.0倍高いことに留意する。

　b. 血清酸フォスファターゼ

前立腺癌の骨転移の約70％で高値を示す。

　c. LDH

悪性腫瘍において高値となる場合がある。

2 炎症反応

Ewing肉腫，好酸球性肉芽腫，未分化高悪性度多形肉腫などで，白血球増多，赤沈亢進，CRP値の上昇などの炎症反応が認められる場合がある。

3 血清蛋白

総蛋白値，（A/G値，蛋白分画，蛋白免疫電気泳動検査，尿中Bence Jones蛋白，血清β2ミクログロブリンなどはいずれも骨髄腫の診断に有用である。

4 血清腫瘍マーカー

転移性骨腫瘍で原発巣組織に応じて高値を示すことがある。

　a. 肺癌：CEA, SCC, CYFRA, ProGRP, NSE

　b. 乳癌：CEA, CA15-3, NCC-ST-439

　c. 前立腺癌：PSA

　d. 肝癌：α-フェトプロテイン，PIVKA-II

　e. 大腸癌：CEA, CA19-9

　f. 膵癌：CA19-9, CEA

　g. 甲状腺癌：サイログロブリン

　h. 卵巣癌：CA125, CEA

5 骨代謝関連物質

　a. 血中副甲状腺ホルモン関連蛋白ペプチド（PTHrP）

溶骨性の骨転移，特に乳癌で高値のものは骨転移しやすいことが報告されている。

　b. 血清I型コラーゲンC末端テロペプチド（ICTP），尿中I型コラーゲン架橋N末端テロペプチド（NTx），血清マトリックスメタロプロテアーゼ（MMP1）

癌患者の生命予後や骨関連イベントの予測に有用であることが報告されている。

c. 骨型アルカリフォスファターゼ
転移性骨腫瘍で高値となる場合がある。

3 遺伝子診断

　腫瘍組織あるいは患者の正常体細胞（通常は末梢血白血球）より抽出した核酸（DNA あるいは RNA）を解析して，特異的な変異の有無により疾患の診断を試みることが遺伝子診断である．遺伝性疾患の診断のために，白血球等の正常体細胞から抽出した核酸を用いて生殖細胞系列変異（germline mutation）を解析することは，本取扱い規約の範疇を超えていると思われるので他書を参照されたい．

　一方，腫瘍組織のみに後天的に起こった体細胞変異（somatic mutation）については，多くの骨腫瘍で報告されている．現時点で腫瘍組織の遺伝子解析が確定診断に有用な情報を与える骨腫瘍は以下の場合が想定される．

1　Ewing 肉腫

　22 番染色体上の EWS 遺伝子領域での染色体相互転座による融合遺伝子の形成が特異的である．最も多いのが 11 番染色体上の FLI1 遺伝子との組み合わせで，21 番染色体上の ERG 遺伝子との組み合わせがそれに次ぐ．その他の亜型を含めると Ewing 肉腫のほぼ全例で検出される．方法としては，新鮮な腫瘍組織を用いた染色体解析による相互転座の同定や RT-PCR による融合遺伝子の同定，ホルマリン固定パラフィン包埋切片や新鮮な腫瘍細胞を用いた FISH による EWS 遺伝子での染色体転座の同定などが用いられる．すでに臨床で日常的に使用されており，必要不可欠な検査の一つである．

2　間葉型軟骨肉腫

　HEY1 と NCOA2 遺伝子の融合遺伝子の形成が特異的である．これらの遺伝子は両者とも 8 番染色体上に位置しており（8q21.1 と 8q13.3），この間の短い染色体欠失により融合遺伝子が形成されるが，この欠失は通常の染色体解析では同定困難である．新鮮な腫瘍組織を用いた RT-PCR による融合遺伝子の同定，ホルマリン固定パラフィン包埋切片や新鮮な腫瘍細胞を用いて HEY1 と NCOA2 各々のプローブを用いた FISH などが試みられている．今後の臨床応用が期待される．

3　その他の稀な骨原発悪性骨腫瘍

　滑膜肉腫や明細胞肉腫は基本的には軟部組織に発生するが，ごく稀に骨にも発生する．このような場合，組織学的所見や免疫組織化学のみで診断を確定することは困難であるため，各々 SS18/SSX，EWS/ATF-1 などを RT-PCR や FISH で同定することが診断の決め手となる．

4　転移性腫瘍の原発巣の確定

　転移性腫瘍の原発巣が，骨軟部腫瘍であるか否の判断が難しい場合がある．例えば，肉腫を含む重複がんの患者に転移が生じた場合，あるいは肉腫の初期治療後，長期間を経た後，転移を生じた場合などである．その腫瘍に特異的な融合遺伝子が同定されれば診断の強い根拠になり得る（表2）．

表2 非遺伝性骨腫瘍における腫瘍特異的遺伝子変異

Tumor type	Mutation type	Genes	Frequency	References	Comments
Malignant					
Ewing sarcoma	Fusion gene	EWSR1-FLi1/Others	≒95%	Ozaki. J Orthop Sci, 2015	
Ewing-like sarcoma	Fusion gene	BCOR-CCNB3	100%	Pierron, et al. Nat Genet, 2012	
Mesenchymal chondrosarcoma	Fusion gene	HEY1-NCOA2	≒100%	Wang, et al. Genes Chromosomes Cancer, 2012	
Conventional chondrosarcoma	Point mutation	COL2A1	37%	Tarpey, et al. Nat Genet, 2013	
Conventional chondrosarcoma	Point mutation	IDH1/2	56%	Amary, et al. J Pathol, 2011	Also found in enchondroma
Parosteal osteosarcoma	Point mutation	GNAS	55%	Canter, et al. Am J Surg Pathol, 2014	Also found in fibrous dysplasia
Benign					
Aneurysmal bone cyst	Fusion gene	CDH11/Others-USP6	≒100%	Oliveira, et al. Oncogene, 2005	Also found in nodular fasciitis
Chondromyxoid fibroma	Fusion gene	COL12A1/Others-GRM1	90%	Nord, et al. Nat Genet, 2014	
Giant cell tumor	Point mutation	H3F3A	92%	Behjati, et al. Nat Genet, 2013	
Chondroblastoma	Point mutation	H3F3B	95%	Behjati, et al. Nat Genet, 2013	

4 生検法

　生検法には針生検法と切開生検法がある．いずれの場合でも，その後の治療を妨げることなく，必要十分な組織を採取することが大切であり，骨腫瘍の診断と治療に習熟し，その後の治療を担当する医師が生検を行うことが望ましい．生検に先立ち放射線科医，病理医と画像を検討し，鑑別すべき疾患を把握し，診断のための最適な部位を決定することが重要である．

A 針生検法（吸引生検を含む）

① 原則として画像所見上，比較的均質なものに行う．囊腫様病変の中に一部充実性の部分があるような病変は，正確な診断は困難である．
② X線透視あるいはCTを用いて採取部位を確認する．
③ 生検針刺入路は筋腹を通過するように行い，大血管や神経の近傍は避ける．
④ 生検針刺入路は腫瘍細胞で汚染されたと考え，悪性と診断された場合には原則として手術時に併せて切除する．
⑤ 症例により，吸引細胞診で診断可能な場合がある．

B 切開生検法

① 診断確定後に行われる手術を想定し，その際の障害にならない部位で，最小限の皮切にとどめる．
② 腫瘍組織に到達するまでの剥離は皮切と同長，同方向で行い，解剖学的バリアーをできるだけ破壊しないように留意する．
③ 経路としては原則として筋腹を分けて進入し，筋間は避ける．
④ 皮質骨の開窓は必要最小限にとどめ，後の骨折の起点とならないよう四辺の角を丸くしておくのが望ましい．組織採取後は必要に応じて骨セメントなどで栓をして出血の拡大を防ぐ．
⑤ 腫瘍組織を確実に採取することが望ましい．腫瘍周辺の反応層を腫瘍組織と誤認しないように注意する．
⑥ 可能な限り迅速病理診断を行う．確定診断が目的ではなく，病巣を代表する組織が採取されているかどうかの確認のためである．
⑦ 少なくとも5mm角立方体程度の組織を採取する．必要に応じて異なる部位より採取する．
⑧ ホルマリン固定標本に加え，必要に応じて凍結標本，電子顕微鏡標本，細胞診用材料などを採取する．

⑨十分な止血を行い，筋膜や筋腹を密に縫合する。ドレーンが必要な場合は経路は腫瘍に汚染されるとみなす必要があり，生検経路を経て皮切部より出すか，皮切の延長線上で皮切に近い位置に出すようにする。

5 骨腫瘍の病期分類

　骨原発悪性骨腫瘍の病期は Surgical Staging System もしくは，Union for International Cancer Control（UICC）/American Joint Committee on Caner（AJCC）の TNM 分類を用いる。

A Surgical Staging System

　Enneking により提唱された骨軟部腫瘍に共通の分類であり，腫瘍がコンパートメント内にあるか否か，組織学的悪性度，所属リンパ節や遠隔転移の有無により病期を決定する（表3）。

表3　Surgical Staging

病期	組織学的悪性度	腫瘍の局在	転移
IA	低	区画内	なし
IB	低	区画外	なし
IIA	高	区画内	なし
IIB	高	区画外	なし
IIIA	低	関係なし	あり
IIIB	高	関係なし	あり

B UICC/AJCC による TNM 分類（第7版）

　本分類は悪性リンパ腫，多発性骨髄腫，骨表面型・傍骨性骨肉腫，傍骨性軟骨肉腫を除くすべての原発性悪性骨腫瘍に適応される。TNM の各項目の診断は臨床検査所見と画像診断により行い（表4），それらに基づき病期を決定する（表5）。

表 4　骨腫瘍の TNM 分類

T－原発腫瘍		
	TX	原発腫瘍の評価が不能
	T0	原発腫瘍を認めない
	T1	原発腫瘍の長径が 8 cm 以下
	T2	原発腫瘍の長径が 8 cm より大きい
	T3	原発巣と連続性のない同一骨内の腫瘍（原発巣から非連続性の腫瘍）*
N－所属リンパ節		
	NX	所属リンパ節の評価が不能
	N0	所属リンパ節転移なし
	N1	所属リンパ節転移あり
M－遠隔転移		
	M0	遠隔転移なし
	M1a	肺転移あり
	M1b	肺外転移あり

（*TNM 分類日本語訳版より）

表 5　骨腫瘍の TNM 病期分類

病期	腫瘍のサイズ	リンパ節転移	遠隔転移	組織学的悪性度
IA	T1	N0	M0	低
IB	T2 or T3	N0	M0	低
IIA	T1	N0	M0	高
IIB	T2	N0	M0	高
III	T3	N0	M0	高
IVA	Any T	N0	M1a	Any grade
IVB	Any T	N1	Any M	Any grade
	Any T	Any N	M1b	Any grade

IV

インフォームドコンセント informed consent

A インフォームドコンセントの目的

インフォームドコンセントは「説明と同意」と訳されている。科学的な証拠に基づく客観的な事実，患者の健康に責任をもつ専門家としての医師の判断を説明し，患者の自由な意志により治療方針を決定することと定義されている。患者の自己の病状を知る権利，治療に対する自己決定権を尊重することにより，医療行為に倫理的基盤を保証するのが目的である。悪性骨腫瘍の治療にあたっても，この原則は守らなければならない。

B インフォームドコンセントの対象と内容

判断力のない幼児などを例外として，対象とするのは患者本人である。すべての医療行為につき同意を得るべきであるが，特に麻酔を要する，あるいは合併症の危険のある検査，手術，化学療法，放射線療法，輸血，治療方針の変更については必ず同意を要する。同意の前提として以下の項目について説明を行う。

①診断名
②診断名が患者にとって難しい場合はその説明（例：脂肪肉腫は脂肪のがんの一種である，など）
③病巣の拡がり，将来の予想される危険性
④検査あるいは治療が必要な根拠
⑤治療内容，手術療法では手術方法，化学療法では使用薬剤，治療スケジュールなど
⑥予想される結果，再発の可能性，術後機能（後遺症）など
⑦予想される副作用あるいは合併症の頻度と危険性，およびその対処方法
⑧提示する治療方法が標準的なものか試行的なものか
⑨選択可能である他の方法との利害得失
⑩可能であればその施設の治療成績

同意を求めるにあたっては患者の自由な意志を尊重し，医師の意見を強制してはならない。医師以外の医療スタッフ，患者の求めにより家族などの同席が望ましい。説明内容はカルテに記載することは最低必要であり，2枚複写で1枚を本人保管とし，もう1枚をカルテ保管とすることが望ましい。患者の同意は各施設の規定により文書として保存する。

V

骨腫瘍の治療

1 手術療法　surgical treatment

A 原発巣に対する治療

いかなる手術術式を採用しようとも安全な切除縁を確保できるように，各種画像診断を用いて術前に手術計画を立てることが不可欠である。

1 切・離断術　ablation＝amputation and disarticulation

切・離断術では，病巣周囲および病巣部遠位がすべて失われるため，それに見合うだけの根治性が要求される。切断端や断端を被覆する軟部組織に腫瘍の浸潤がないことが必須であり，病巣の最も近位端よりさらに5cm程度近位で罹患骨を切・離断する。切断部位により以下のように分類される。

1-1 上肢
①肘下切断（前腕切断）　below elbow（BE）amputation
②肘上切断（上腕切断）　above elbow（AE）amputation
③肩関節離断　shoulder disarticulation
④肩甲帯離断術　forequarter amputation（interscapulothoracic amputation）

1-2 下肢
①膝下切断（下腿切断）　below knee（BK）amputation
②膝上切断（大腿切断）　above knee（AK）amputation
③大腿上1/3切断　below lesser trochanter amputation
④股関節離断術　hip disarticulation
⑤片側骨盤骨離断　hindquarter amputation, hemipelvectomy

1-3 分節状切断　segmental amputation

腫瘍の存在する部位のみを分節状に切断し，残った遠位部と近位部を再接合する術式である。特に，下肢の関節機能を温存する目的で残った遠位部を180°回転して近位に接合する方法を回転形成術（rotation plasty）という。回転形成術は，行う部位により主に二つに分けられる。

　a．膝関節切除回転形成術（knee rotation plasty）
　大腿骨遠位あるいは脛骨近位の病巣に対して行う。
　b．股関節切除回転形成術（hip rotation plasty）
　大腿骨近位あるいは臼蓋付近の病巣に対して行う。

また，単に長断端を得る目的で残った遠位部を近位に接合する方法を翻転形成（turn up plasty）という。

2 患肢温存手術　limb salvage surgery

腫瘍が存在する骨や軟部組織を腫瘍周囲の健常組織で被覆して，切断することなく

一塊として切除する手術である。切除縁は広範切除縁であることが原則である。切除後に生じた組織欠損は，種々の方法で再建される。

　この手術では，しばしば腫瘍の縮小を目的として術前に化学療法や放射線療法が併用される。一定期間の術前治療の後に各種画像検査を用いて治療効果の判定を行い，患肢温存手術が可能か否かを判断する。

　この手術の適応の原則は，①切・離断とほぼ同等の根治性が得られること，②切・離断と同等かそれ以上の術後機能が得られること，である。実施にあたって考慮すべき事項としては，①主要な血管や神経への腫瘍浸潤の有無，②病的骨折とそれに伴う出血の有無，③生検により汚染された範囲，④化学療法に耐えられるか，⑤化学療法や手術などの集学的治療がよく理解されているか，⑥手術に耐えられる全身状態か，などがあげられる。

　多施設間で患肢温存の再建，術後機能を比較するには，切除範囲を共通の基準で表記する必要がある。切除範囲の表記法には，全身を大きく8部位（Reginal Compornents）に分割するEnnekingの分類が簡便である（付録1．切除範囲の表現法（ISOLS）p220参照）。

3　再建法

3-1　骨の再建

a．人工関節

　異なった切除範囲に対応するため，前もって用意されたさまざまなサイズの部品を術中に組み合わせるmodular systemが主流である。一方，延長型の人工関節では，custom madeが用いられている。

b．同種骨

　同種骨は，移植骨内に腫瘍再発の危険がなく，繰り返し使用できる利点がある。わが国においても供給体制の確立が望まれる。

c．各種処理骨

　処理条件により，オートクレーブ骨，煮沸処理骨，パスツール処理骨，液体窒素処理骨，放射線処理骨などがある。

　形状が合致することが利点であるが，溶骨性病変では強度が弱くなることや処理骨内での腫瘍再発の可能性が残る。

d．血管柄付き骨移植

　腓骨が用いられることが多い。単独でも用いられるが，同種骨や処理骨の生着率を改善する目的で併用されることがある。

e．bone transport

　骨切り後，仮骨新生を促し，骨延長する方法である。治療期間が長く，再建できる範囲に限界はあるが，適応範囲内であれば理想的な骨再建法である。

3-2　皮膚と軟部組織の再建

　皮弁の血行をその茎により保つのを有茎皮弁法といい，皮弁の栄養血管を顕微鏡下に吻合するのを遊離皮弁法という。皮弁の分類は皮弁の移動法，構成成分により分類

される。
  a. 移動法による分類
  ・局所皮弁 local flap：回転皮弁 rotation flap，進展皮弁 advancement flap（V-Y advanced flap など）が含まれる。
  ・遠隔皮弁 distant flap：遊離皮弁 free flap などが含まれる。
  b. 構成成分による分類
  ・皮膚弁 cutaneous flap：皮膚と皮下組織よりなる flap
  ・筋膜皮弁 fasciocutaneous flap：皮膚，皮下組織，筋膜からなる flap
  ・筋皮弁 musculocutaneous flap：筋肉と皮膚，皮下組織からなる flap
  ・筋弁 muscle flap：筋体のみの flap
  ・複合皮弁 composite flap：上記の flap に骨，神経などを含めた flap
  ・組み合わせ皮弁 combined flap：血管系の異なる二つの flap を複合した flap
  c. 血管の再建
  伏在静脈などの自家静脈を用いて再建する場合と Gore-Tex などの人工血管移植を用いる場合がある。

B 遠隔転移巣に対する手術療法

　遠隔転移巣に対する手術適応の原則は，①原発巣が切除されている，②他の臓器に転移がないか，あっても切除可能，③対象となる転移巣が切除可能，④手術に耐えられる全身状態，などがあげられる。ただし，病的骨折や脊椎転移による麻痺など，その病巣を手術することにより，著しく QOL を改善できる場合は，上記の条件に合わずとも手術適応がある。

C 患肢温存手術の機能評価（表1）

　評価にあたっては，6つの臨床的評価項目について，面接法によってそれぞれ0点から5点までの点数をつけた後，6項目の点数を加えた総合スコア（X点）を求め，正常に対するパーセント（X/30％）で表示する。6項目のうち3項目は上・下肢共通の項目（疼痛，機能，心理的受容）であり，残り3項目は，上肢（手の移動能力，指の巧緻性，挙上能力）あるいは下肢（補装具，歩行能力，歩容）特異的評価項目である。
　評価点数のうち，0，1，3，5点については各々の評価基準が明示されており，2点，4点はそれぞれ1点と3点，3点と5点の中間と評価される。5点は各項目の最も良い状態（疼痛なし，生活上の制限なし，等）であり，0点は最も悪い状態（継続的に肢の機能を障害する高度の疼痛あり，2本の杖または松葉杖を使用，等）である。ある項目を削除して評価する場合には，その旨を記載しておく。例えば心理的受容を削除する場合には，5項目合計の最大スコアは25点となり，その際の評価は X/25（％）

表1 ISOLS (International Society of Limb Salvage)/MSTS (Musculoskeletal Tumor Society) 機能評価表：日本整形外科学会による日本語訳

原発巣が上肢に存在する場合

スコア	疼痛	機能	心理的受容	手の移動能力	指の巧緻性	挙上能力
5	疼痛なし：薬物の必要なし	制限なし：生活に障害なし	大変満足：同じ病気の人がいたら勧めたい	制限なし	制限なし：正常な巧緻性と感覚あり	正常：対側肢と同じ物を持ち上げることができる
4	5と3の中間	5と3の中間	5と3の中間	5と3の中間	5と3の中間	5と3の中間：対側肢より劣る
3	肢の機能に障害を与えない軽微な疼痛あり：非麻薬系鎮痛薬を使用	仕事外の活動レクリエーションに制限あり：生活に軽微な障害あり	満足している：同じ病気になったらもう一度同じ治療を受ける	手を肩より上方に挙げられないまたは、回内や回外ができない	繊細な動きを行うことができない：ボタンをかけられないなど、または感覚の軽微な低下	制限あり：軽い物しか持ち上げられない
2	3と1の中間	3と1の中間	3と1の中間	3と1の中間	3と1の中間	3と1の中間：重力に抗して肢を挙上できるのみ（何も持ち上げられない）
1	断続的に肢の機能に障害を与える中等度の疼痛あり：断続的な麻薬系鎮痛薬の使用	仕事の一部に制限あり：生活に重大な障害あり	受け入れられる：同じ病気になったら仕方がないのでもう一度同じ治療を受ける	手を腰より上方に挙げられない	物をつまむことができない：著しい知覚の低下	対側肢の手助けのみできる：重力に抗して肢を挙上できない
0	継続的に肢の機能を障害する高度の疼痛あり：麻薬系鎮痛薬を継続的に使用	仕事のすべてに制限あり：生活に非常に大きな障害あり（自活の喪失など）	受け入れられない：同じ病気になっても同じ治療は受けない	手の移動能力無し（上肢がぶらぶらの状態）	物を握ることができない：手の知覚が完全に欠損	対側肢の手助けもできない：肢を動かすことができない
コメント注	鎮痛薬の使用状況や鎮痛のために行っている他の方法（マッサージなど）について記載	術前の職種と、機能の制限による仕事やライフスタイルの障害状況について記載		対側の手の補助や装具なしで判断する体の前方で手が挙がる角度を記載	手指の巧緻性と知覚障害の状況を記載	MMTによる筋力（0〜5）を記載
スコア						
コメント						

表1 つづき
原発巣が下肢に存在する場合

スコア	疼痛	機能	心理的受容	補装具	歩行能力	歩容
5	疼痛なし：薬物の必要なし	制限なし：生活様式に障害なし	大変満足：同じ病気の人がいたら勧めたい	なし：補装具を使用していない	制限なし：術前と同じ歩行能力	正常：術前と変化なし
4	5と3の中間	5と3の中間	5と3の中間	5と3の中間：時折ブレースを使用	5と3の中間	5と3の中間
3	肢の機能に障害を与えない軽微な疼痛あり：非麻薬系鎮痛薬を使用	レクリエーションに制限あり：生活様式に軽微な障害あり	満足している：同じ病気になったらもう一度同じ治療を受ける	1日の大部分でブレース（あるいは義肢）を使用	制限あり：術前と比べて明らかに歩行能力が劣る	軽微な跛行：外見的な変化のみ
2	3と1の中間	3と1の中間	3と1の中間	3と1の中間：時折，杖または松葉杖を使用	3と1の中間	3と1の中間
1	断続的に肢の機能に障害を与える中等度の疼痛あり：断続的な麻薬系鎮痛薬の使用	仕事の一部に制限あり：生活様式に重大な障害あり	受け入れられる：同じ病気になったら仕方がないのでもう一度同じ治療を受ける	1本の杖または松葉杖を使用：1日の大部分で1本の杖または松葉杖を使用	屋内歩行のみ可能：屋外歩行不能	著しい跛行：機能的にもやや障害あり
0	継続的に肢の機能を障害する高度の疼痛あり：麻薬系鎮痛薬を継続的に使用	仕事のすべてに制限あり：生活様式に非常に大きな障害あり（自活の喪失など）	受け入れられない：同じ病気になっても同じ治療は受けない	2本の杖または松葉杖を使用：常に2本の杖または松葉杖を使用	一人で歩けない：他人の支持で歩行または車椅子で移動している	重大な障害（極めて著しい跛行）：機能的にも重大な障害あり
コメント注	鎮痛薬の使用状況や鎮痛のために行っている他の方法（マッサージなど）について記載	術前の職種と，機能の制限による仕事やライフスタイルの障害状況について記載		補装具の種類と使用頻度について記載	制限の状況について具体的に記載（心肺機能など他の要因によるものは除外）	跛行の種類とそれによる障害や変形を記載
スコア						
コメント						

(Enneking WF, Dunham W, Gebhardt MC, et al : A system for the functional evaluation of reconstructive procedures after surgical treatment of tumors of the musculoskeletal system. Clin Orthop 286 : 241-246, 1993. より)

担当：川井章，平賀博明，荒木信人（平成23年度診断・評価等基準委員会，平成23年度 骨・軟部腫瘍委員会）

となる．

この評価法は，患肢温存術の機能評価法として開発されたものであるが，骨軟部腫瘍に対する切・離断術後の機能評価法としても使用可能である．

日本語訳に関する注
1. 可能な限り直訳を心がけたが，直訳することによりかえって日本語として意味が理解しづらくなると思われた場合は，意味の近い他の言葉を代用した．また，同じ項目内では出来るだけ一貫した表現になるよう心がけた．
2. 原著で具体的な「Data」として記載されている部分はコロン（：）のあとに記載した．
3. 訳のみで意味が分かりづらいと感じた部分には，括弧内に補足を記載した．
4. 原著には手の移動能力（Hand Positioning）の具体的記載例として挙上の角度が記載されているが，測定方法は記載されていない．

D 切除縁評価法（骨・軟部腫瘍委員会第一次案）

1 切除縁評価の意義

悪性骨腫瘍の手術を行ったとき，手術材料の切除縁を観察し，実際の切除範囲を明らかにする操作を切除縁評価という．局所の根治性は，予定した切除範囲ではなく，実際行われた切除範囲により決まる．そのため，切除縁評価の結果と局所再発の有無を比較検討すると，手術単独の場合に根治性の得られる切除範囲，集学的治療下における根治性の得られる切除範囲が明らかとなり手術縮小の指針が得られる．逆に，このようなデータがあって初めて画像所見から手術計画を立てることも可能となる．

切除縁評価の概念を最初に提唱したのはEnnekingであるが，その後の検討でその基準には問題があることが明らかとなってきた．その問題点とは，

　①wide margin が広く，この切除縁のなかに radical margin と大差ない局所治癒性を示す部位が含まれている

　②評価の基準に不明確な点があり，評価者により評価が異なってくる

　③compartment の概念に従った分類であるため，評価に矛盾が生じることがある

などである（詳細は日本整形外科学会骨・軟部腫瘍委員会 編『骨・軟部肉腫切除縁評価法』金原出版刊，参照）．

しかし，この切除縁評価基準は，まだ十分完成されたものではなく，特に再発腫瘍，スキップ転移，静脈浸潤など腫瘍の局所条件別の評価のなかには，症例の蓄積と検討を要するものがある．

2 切除縁評価の手順

一般に腫瘍手術材料には種々の歪みが生じている．そのため，切除縁評価に際しては標本の歪みが評価に支障をきたさないような工夫が必要である．

3 切除縁評価基準

3-1 切除縁と定義

この切除縁評価基準では，切除縁を治癒的(広範)切除縁 (curative wide margin, curative margin)，広範切除縁 (wide margin)，腫瘍辺縁部切除縁 (marginal margin)，腫瘍内切除縁 (intralesional margin) の4段階に分類する。

a. 治癒的（広範）切除縁　curative wide margin, curative margin
　　腫瘍反応層からの距離がホルマリンの収縮を補正した値で5cm以上，あるいはそれに相当する厚さの組織外を通過する切除縁とする。この切除縁の局所再発率は約4%であり，再発要因はいずれも潜在性スキップ転移と考えられる。

b. 広範切除縁　wide margin
　　Curative margin には満たないが，腫瘍反応層より外側にある切除縁とする。この切除縁の局所再発率は約20%である。

c. 腫瘍辺縁部切除縁　marginal margin
　　腫瘍反応層を通過する切除縁とする。また，被膜形成の強い肉腫で，腫瘍が偽被膜から容易に剥離し核出された場合の切除縁もここに含める。しかし，腫瘍に強く癒着する膜様組織を剥離した場合は次に述べる intralesional margin とする。腫瘍辺縁部切除縁の再発率は約60%である。

d. 腫瘍内切除縁　intralesional margin
　　切除線が腫瘍実質内を通過する切除縁とする。この切除縁の局所再発率は理論的には100%となるべきであるが，種々の補助療法を併用した場合，腫瘍辺縁部切除縁に近い局所再発率となる（以上述べた局所再発率は癌研附属病院資料による）。

3-2　切除縁評価の細則

①評価に際し切除縁・腫瘍間に barrier が存在するときには，原則としてこれが腫瘍に癒着しない場合（barrier と可動性のある場合）に限り一定の厚さの組織として換算し，腫瘍・切除縁間距離を算定する（注：厚い barrier では後述のごとく例外がある）。

②この距離算定に際しては，薄い barrier を2cm，厚い barrier を3cm，腫瘍外に正常組織を介して barrier があるときを barrier の厚さに関係なく5cm，関節軟骨を5cmとして換算する。

③反応層からの組織の厚さの評価は，数mm～1cmまでを1cm，1cm数mmは2cmという具合に切り上げて評価してよい。

④手術法の根治性は，実際に達成された切除縁のうち最も根治性の低い切除縁でその手術全体を表現し，治癒的手技（curative procedure），広範手技（wide procedure），腫瘍辺縁部手技（marginal procedure），腫瘍内手技（intralesional procedure）と呼ぶ。

⑤この切除縁評価法では用語を以下の通り定める。

・barrier
　筋膜，関節包，腱・腱鞘，骨膜，軟骨，腹膜，胸膜，血管外膜，神経上膜などを指す（ただし膝十字靱帯や円靱帯などを縦方向に評価する場合は含まれない）。
　barrier は厚い barrier と薄い barrier に分けられるが，厚い barrier とは下部組

織が透見できない白い光沢を有する機械的に強い種々の厚さの膜様組織をいい，強靱な例として腸脛靱帯，関節包，小児骨膜などがある。

薄いbarrierとは下部組織が透見できるような薄さの膜組織をいい，固有の筋膜，成人の骨膜，血管外膜，神経上膜などがある。

・反応層

腫瘍周囲の肉眼的変色部で，出血巣，筋肉変性部，浮腫，瘢痕部などとする。良性骨腫瘍の病巣周囲の反応性骨硬化部も反応層とみなす。

腫瘍周囲の出血については，切除縁が通過する場合は反応層と同じ扱いをするが，切除縁が出血巣外にある際の切除縁評価に際してはこれを無視して本来の腫瘍の反応層部から評価する（「二次性出血を伴う腫瘍の切除縁評価」の項参照）。

腫瘍周囲瘢痕組織の扱いは，術前療法（化学療法，放射線療法）の有無により異なる。すなわち，術前治療を併用した場合，腫瘍周囲の腫瘍と移行する瘢痕組織は腫瘍の一部とみなすが，非併用例では切除縁が瘢痕を通過する場合に限り組織学的な腫瘍細胞の有無から intralesional margin か marginal margin かを決める。

4　切除縁評価の実際

4-1　初回手術材料の評価

初回手術例の評価は図1のように示される。すなわち，barrierのない場合のcurative margin は反応層から5cm以上離れた切除縁となる（図1-Ⅰ）。

barrierのある場合の切除縁は barrier の厚さ，腫瘍反応層との関係で異なる。すなわち，反応層が barrier に達していないときには，barrier の厚さや barrier・反応層間正常組織の厚さに関係なく，barrier 外の切除縁は curative margin となる（図1-Ⅱ-A）。

反応層が barrier に達しているときの切除縁評価は，barrier が厚いか薄いかによりそれぞれ3cm，2cmをあてはめて行う。したがって，厚い barrier 外では2cm，薄い barrier 外では3cm以上の切除縁を curative margin と評価する（図1-Ⅱ-B-a，b）。

腫瘍が barrier に癒着した場合，原則的にはその barrier は機能を失ったとみなし，図1の反応層外側部にあるとして評価する。ただし，厚い barrier でその外側組織が容易に剥離できれば，barrier の表面を見て，それが正常で変色がなければ barrier 機能は一部残存しているとみなし，その barrier の本来の値から1を減じて評価する（図1-Ⅱ-B-b）。

図2-a，bは切除縁評価の記載方法を例示する。

4-2　追加手術材料の評価，二次性出血を伴う腫瘍の切除縁評価

両者の切除縁評価は図3のごとくである。すなわち追加手術では，腫瘍は存在しないので，腫瘍が存在したと考えられる部の周囲手術瘢痕を反応層として評価する。

腫瘍周囲に出血巣がある場合，出血巣を通過する切除縁は marginal margin と評価するが，出血巣外の切除縁は出血がないとして評価した切除縁とする。

これは生検による出血，病的骨折による出血の扱いに際しても同様である。

図1　切除縁評価のガイドライン

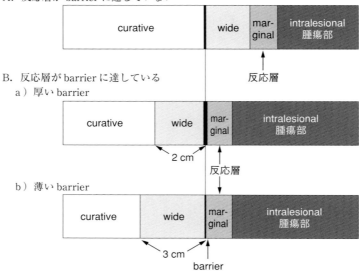

4-3　再発腫瘍あるいはスキップ転移（リンパ節転移も暫定的に同様に扱う），静脈浸潤を認める手術材料の評価

　再発腫瘍の手術材料では，再発した腫瘍のみでなく，皮切線を含む瘢痕と生来あるbarrierなどの構築を失った組織を一塊としてbarrier外で切除するか，あるいは，これらを構築の乱れのない5cm以上の組織で被うように切除したものをcurative marginとする．それに対し，切除縁が再発腫瘍周囲の瘢痕を通過するものをmarginal marginとする．肉眼的に正常に見える組織を通過するがcurative marginを満たさない切除縁をwide marginとする．複数の再発腫瘍を認める場合のcurative marginも同様で，再発病巣をすべて含む領域とその周囲の正常構築を失った組織より5cm相当外側で切除されたものとする（図4）．スキップ転移，静脈浸潤を認める場合も同様に，主病巣のみでなくスキップ転移病巣や静脈浸潤病巣から5cm相当の外側の切除縁をcurative marginとする（図5）．

4-4　誤って切除線が腫瘍側に切り込んだり，筋層間離開の生じた場合の切除縁評価

　誤って切り込んだ切除線が腫瘍実質内に達していないか，あるいは腫瘍内に切り込んでも腫瘍組織が漏れ出なかった場合は，その到達経路部を閉鎖して大きく切除した

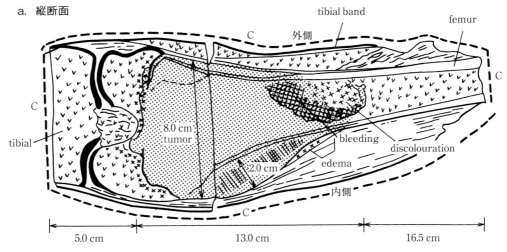

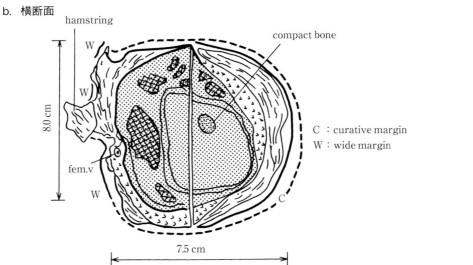

図2 切除縁評価記載例
切除縁と反応層間の距離とbarrierを正確に記載しておくことが重要である。

最終的切除縁で評価してよい。しかし腫瘍内に切り込んだことを記載しておくべきである。
　一方，手術中に筋層が離開した場合の評価も同様の考え方で評価する。
4-5　切除縁が関節内を通過する場合の切除縁評価
　関節滑膜表面に変色がなければこの部は評価せず，隣接する他の部で評価する。この際，滑膜の変色があればmarginal margin，腫瘍が露出していればintralesional marginと評価する。
　筋間疎性結合組織部の評価も同様である。すなわち，この部にはbarrierがないので，原則に従えば腫瘍から5cm以上離れて切除されていないとcurative marginと

50　V　骨腫瘍の治療

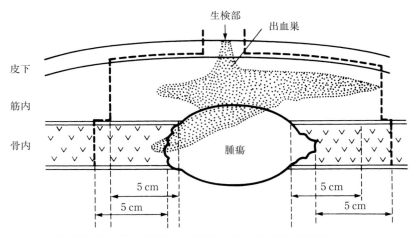

図3　二次性出血を伴う腫瘍（生検後など）の切除縁評価

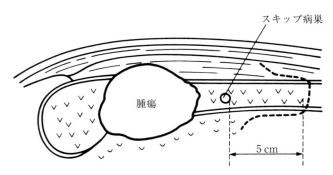

図4　スキップ転位を認める例の切除縁評価
点線は最小の curative margin を示す。

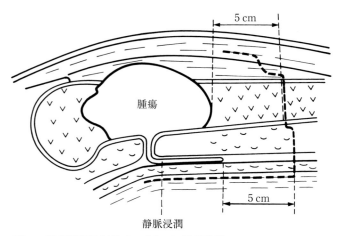

図5　静脈浸潤を認める例の切除縁評価
点線は最小の curative margin を示す。

評価できない．しかし，実際には筋間疎性組織部の厚さが十分な wide margin であれば，この部は評価せず，これに隣接する他の部で切除縁を評価してよい．

　ただし，筋束間に脂肪組織が介在するときには，この部の切除縁は腫瘍反応層から 5 cm 以上離れていないと curative margin としない．

2 化学療法　chemotherapy

A 化学療法の対象と目的

　化学療法は一般的に，治癒を目的とした化学療法（多くは手術，放射線との併用による補助的化学療法を意味する）と切除不能例，転移例における症状の改善，延命を目的とした緩和的化学療法とに分けられる．骨肉腫，Ewing 肉腫においては，補助的化学療法は必須の治療手段である．軟骨肉腫，脊索腫に対する化学療法は一般に無効とされている．

B 化学療法の分類

1　補助的化学療法　adjuvant chemotherapy

　手術を支援し，その効果を維持するための化学療法である．標的となるのは，肺を主体とした微小転移巣，原発腫瘍周囲の微小娘病巣である．骨肉腫，Ewing 肉腫に関しては，術前および術後に行う neoadjuvant chemotherapy が主流となっている．
　術前補助的化学療法 preoperative adjuvant chemotherapy の目的は，
　①すでに存在する微小転移巣に対して，できるだけ早期より治療を開始する，②原発腫瘍を抑制，縮小させ，手術の安全性を高め，切除範囲の縮小を目指す，③原発巣に対する反応を評価し，術後化学療法の参考とする，などである．
　抗癌剤の投与方法としては，全身的投与法 systemic administration と局所的投与法 regional administration がある．後者には動脈内注入法 intra-arterial infusion と局所灌流法 regional perfusion がある．術後補助的化学療法 postoperative adjuvant chemotherapy は一般的には全身的投与法で行われる．

2　緩和的化学療法　palliative chemotherapy

　切除不能例，再発・転移例にて根治術が不能な場合に行われる．

C 化学療法プロトコール

　悪性骨腫瘍の化学療法では，2 種以上の薬剤を組み合わせる，あるいは交互に投与する多剤併用療法が一般的である．

1　骨肉腫

　現在，骨肉腫に標準的に使用されている薬剤は，ドキソルビシン（アドリアマイシン）doxorubicin（adriamycin），メトトレキサート methotrexate，シスプラチン cisplatin，イホスファミド ifosfamide の 4 種である．また，カフェイン caffeine 併用動

注の試みもある。

セカンドラインとして使用される薬剤にはエトポシド etoposide とシクロホスファミド cyclophosphamide を併用する VP16EDX 療法，カルボプラチン carboplatine がある。その他，小児がんとして保険適用となったイリノテカン irinotecan，トポテカン topotecan も使用される。

現在までに使用されてきた主なプロトコールには以下のようなものがある。Rosen による T10，T12 以外はほとんどが多施設共同研究プロトコールとなっている。
　①欧米：T-10，T-12，COSS82，COSS86，MIOS，EOI，POG-8651，COG-0133
　②わが国：NECO93J，NECO-95J

2009 年現在，欧米では EURAMOS I が進行中であり，またわが国では 2013 年 12 月現在，多施設共同研究プロトコールである JCOG study（JCOG0905）が進行中である。

2　Ewing 肉腫

現在，Ewing 肉腫に標準的に使用されている薬剤は，ドキソルビシン，ビンクリスチン vincristine，シクロホスファミド，イホスファミド，エトポシド，アクチノマイシン D actinomycin D の 6 種である。

アメリカではビンクリスチン＋ドキソルビシン＋シクロホスファミド（VDC）とイフォマイド＋エトポシド（IE）による併用交代療法が標準的に使用されている。

わが国では JESS（日本 Ewing 肉腫研究グループ）による「限局性 Ewing 肉腫に対する標準的治療の第 II 相臨床試験」により上記の VDC/IE による治療の追試が 2004 年から 2008 年まで行われ，現在解析中である。

現在までに使用されてきた主なプロトコールには，T-11，IESS-I，IESS-II，INT-0091，CESS-81，CESS-86，EICESS-92，EURO-E.W.I.N.G.99，などがある。

3　未分化高悪性度多形肉腫

一般に骨肉腫と同様の治療が行われ，化学療法も同様の薬剤が使われる。

D　主な抗癌剤の投与法と副作用

1　ドキソルビシン　doxorubicin またはアドリアマイシン　adriamycin

単独では 90 mg/m^2 を 3 日に分割して投与することが多い。点滴静注（1～24 時間）あるいは静注で使用される。

副作用は脱毛，骨髄機能障害，消化器障害のほか，ドキソルビシンに特異的なものとして心筋障害がある。心筋障害は不可逆性であり，ときに致死的となる。総投与量 500 mg/m^2 以上でその頻度が増大するため，ほとんどのプロトコールでは総投与量は 420 mg/m^2 となっている。動注に使用することもあるが，ときに皮膚や皮下組織の壊死をきたすことがあり注意を要する。また皮下に漏れると皮膚壊死をきたす。

2　メトトレキサート　methotrexate（MTX）

8～12 g/m^2 の大量薬剤をロイコボリン® leucovorin®（LV）と組み合わせて投与す

るHDMTX-LV救援療法として使用される．通常，4〜6時間で点滴静注する．投与終了後，3〜18時間後より3〜6時間ごとに72時間後までロイコボリン® 15 mgを静注する．投与日，翌日には十分な尿量確保（2 L/日以上），および尿のアルカリ化（pH 7.4以上）を目標として，補液，炭酸水素ナトリウムの投与を行う．MTX血中濃度の測定が不可欠で，投与後24時間値 1×10^{-5} M/L，および48時間値 1×10^{-6} M/L，72時間値 1×10^{-7} M/Lを危険限界値とする．この値を超えるときには，ロイコボリン® calcium folinate, leucovorin®を増量し，血中濃度が 0.1×10^{-6} M/Lまでロイコボリン®の投与を継続する．副作用としては肝機能障害，消化器障害が高率にみられる．腎機能障害，神経障害（ときに白質脳症），骨髄機能障害，皮疹が出現することがある．副作用が増強するためNSAIDの併用は禁忌であり，さらに尿を酸性化する利尿剤（フロセミド（ラシックス®））の投与も禁忌である．

3　シスプラチン　cisplatin（CDDP, CDP）

投与前日より投与前にかけ補液を投与し，利尿剤を併用して尿量100 ml/時間を確保する．CDDP 100〜120 mg/m² を生理食塩水500〜1,000 mlに混和し，2〜24時間で静注する．投与後1〜3日は補液で尿量を確保する．動注で使用されることも多い．

副作用は消化器障害（悪心，嘔吐）が高度であるほか，特異的なものとして聴力障害，腎機能障害が重要である．骨肉腫に使用される120 mg/m² は全癌腫の中で最も大量であり，特に腎機能障害を避けるため，大量の輸液と尿量の確保が必須である．ほかに骨髄機能障害，肝機能障害，電解質異常，末梢神経障害がみられる．腎機能障害，聴力障害は投与量依存性であり，クレアチニンクリアランス，聴力の定期的検査を必要とし，総投与量は1,000 mg程度までとする．

4　イホスファミド　ifosfamide

1.5〜3 g/m² を3〜5日投与する方法では他の薬剤と併用することが多い．単独で14〜16 g/m² を5〜7日間で投与する大量療法も行われる．3,000 ml/日以上の点滴と尿のアルカリ化を行う．出血性膀胱炎を予防するために，イホスファミド投与量の60％以上のメスナ mesnaを同時に併用する．

副作用は大量療法では骨髄機能障害が高度である．出血性膀胱炎は重要な副作用であるが，メスナの併用により予防可能である．ほかに消化器障害，肝機能障害，腎機能障害，神経障害（イフォマイド脳症）もみられる．稀ではあるが，イフォマイド脳症は致死的になりうるので，留意が必要である．

E　副作用の対策

1　副作用の記載

1974年に癌治療学会薬物有害反応判定基準が公表され，これが利用されてきた．2002年にNational Cancer InstituteによるCommon Toxicity Criteria（NCI-CTC）Version 2.0の日本語訳JCOG版第2版が公表され，CTCによる記載に変更となった．さらに2004年にCommon Terminology Criteria for Adverse Events Version 3.0（CTCAE

Version 3.0）の日本語訳である有害事象共通用語規準 Version 3.0 日本語訳 JCOG 版が発表され，その後 2009 年に CTCAE Version 4.0 日本語訳 JCOG 版（CTCAE Version 4.0-JCOG）が提示されている。CTCAE Version 4.0-JCOG は 57 頁に及ぶ膨大なものであり，インターネットより PDF ファイルとしてダウンロードできる（URL: http://www.jcog.jp/doctor/tool/CTCAEv4J_20100911.pdf）。

2　嘔　吐

　制吐剤としては 5 HT$_3$ 受容体拮抗薬，デキサメタゾン，アプレピタントの組み合わせで使用されるのが基本で，その他に精神安定剤も併用される。制吐剤の使用法は日本癌治療学会より制吐療法のガイドラインが提示されているが，これは外来化学療法を原則として考えられている。したがって，イフォマイドはガイドラインでは中等度リスクに分類されているが，骨肉腫に使用される連日投与では，実際には高度リスクに相当する。日本癌治療学会による制吐療法の診療ガイドラインもインターネット上に公開されている（URL: http://www.jsco-cpg.jp/guideline/29.html）。

3　骨髄機能障害

　好中球の減少は多くの抗癌剤使用開始後 10～14 日目に最低値となる。顆粒球コロニー刺激因子（G-CSF）の使用基準はがん化学療法による好中球減少症に適応があり，一般には好中球 1,000/ul 未満で 38℃以上の発熱または好中球 500/ul 未満の場合が適応となる。前回の同一化学療法において，この基準で使用した場合には予防投与も認められる。小児がんでは白血球数によらず，好中球減少症に適応がある。なお使用中止後に好中球がいったん減少するので，次回化学療法を行う際に注意が必要である。白血球減少時の発熱には血液培養後，広域の抗生剤を併用する。血小板 30,000/ul 以下で出血傾向のみられるときは血小板輸血を考慮する。

4　肝機能障害

　多くの場合，一過性である。高度のときは肝庇護剤を投与する。

5　その他

　腎機能障害，聴力障害，心筋障害の多くは不可逆性である。定期検査により危険な場合には治療を中断する必要がある。

3 放射線療法　radiotherapy

A 治癒的放射線療法　curative radiotherapy

　悪性骨腫瘍において放射線療法に対する感受性が高いのは Ewing 肉腫である。骨肉腫，未分化高悪性度多形肉腫，脊索腫，軟骨肉腫の感受性は一般的に低い。後者の腫瘍に対して放射線療法のみで局所治癒を目指すのは一般的ではない。したがって治癒的放射線療法が可能であるのは Ewing 肉腫のみといってよい。60～70 Gy の放射線療法が行われるが，手術療法と比べてその根治性は低く，手術不能例のみが適応となる。

B 補助的放射線療法　adjuvant radiotherapy

　脊椎，骨盤など十分な切除縁の確保できない腫瘍に対し，切除と放射線療法を併用する。四肢においても，神経，血管温存困難例で患肢温存手術の補助として放射線療法が併用されることがある。

　術前照射，術後照射ともに行われる。術前照射では創治癒への影響の可能性がある。術後照射では照射部位の決定が難しい場合があり，可能であれば術中に血管クリップなどでマーキングしておくべきである。軟部肉腫に対しては術前照射線量は 30～50 Gy，術後照射線量は 50～60 Gy 程度とされ，その有用性も確立されているが，悪性骨腫瘍では Ewing 肉腫，横紋筋肉腫を除いて，有用性のエビデンスは乏しい。

C 緩和的放射線療法　palliative radiotherapy

　切除不能な腫瘍に対し，増殖の抑止，疼痛緩和，その他の症状の緩和を目的として放射線療法を行うことがある。

D 重粒子線治療

　脊椎・傍脊椎や骨盤（特に仙骨）原発などの根治的切除不能の悪性骨・軟部腫瘍症例に対し，近年，炭素イオン線を用いた重粒子線治療が注目されており，高度先進医療としても認められている。特に脊索腫では有用性が報告されている。長期の治療成績や長期の機能障害，合併症の検討が今後の課題である。

4 治療効果判定

A 原発巣の画像効果判定

1 腫瘍量による効果判定

　骨原発悪性骨腫瘍の原発巣に対する化学療法や放射線療法の効果判定はさまざまな方法が試みられてきたが，いまだ国際的に標準的な基準は確立されていない。他癌腫の治療効果判定基準は主に腫瘍量の変化をもとに作成されているが，悪性骨腫瘍の治療に伴う画像上の変化は腫瘍壊死と周囲骨組織の反応性変化の混在したものであり，特に骨肉腫の場合は容易には縮小しないと思われる腫瘍性骨組織が加わるため，治療効果と腫瘍量の変化は必ずしも一致しない。

　2000年に発表された「固形がんの治療効果判定のための新ガイドライン（RECISTガイドライン）」の初版では，骨病変は「真の測定不能病変」とみなされ，数値化せずに評価される「非標的病変」の一つとされていた。同年に出版された本取扱い規約第3版では，「原発性骨腫瘍の効果判定基準案」として，骨外腫瘍を伴った骨病変に対象を限定して，骨からの張り出し距離を基にした方法が提示されたが，その後のvalidationはなく，RECISTガイドラインとの整合性もとれていない。

　現在最も広く使用されている「RECISTガイドライン改訂版version1.1 日本語訳JCOG版ver.1.0」では，同定可能な軟部組織成分を含み，CTやMRIなどの横断画像により評価できる溶骨性骨病変や溶骨性造骨性骨病変は，その軟部組織成分が少なくとも1方向で正確な測定が可能であり，かつ10 mm以上の場合に限り測定可能病変であると定義された。しかし，このガイドラインを骨原発悪性骨腫瘍に使用するには以下の問題点がある。

①造骨性骨病変は測定不能と定義されているが，溶骨性造骨性骨病変との区別は必ずしも容易ではない。また，骨形成型骨肉腫の一部は測定不能となる。

②骨腫瘍の軟部組織成分は骨外と骨内にまたがる場合と，骨内にとどまる場合があるが，骨外と骨内の軟部組織成分が治療に対して同じ画像的変化をきたすとは考えにくい。骨外の軟部組織成分は腫瘍壊死の結果，短期間で縮小する可能性があるが，骨内の軟部組織成分に画像として縮小が確認されるためには，周囲の骨組織が正常化する必要があり，そのためには数カ月の期間が必要である。また，骨内の軟部組織成分は治療効果に伴い反応性骨形成による修飾が加わり，測定が困難になるであろう。さらに術前治療が著効した場合，骨外腫瘍は消失する可能性があるが，骨内の軟部組織成分が消失して，すべてが正常な骨組織に置き換わることは皆無に近い。「RECISTガイドライン改訂版version1.1 日本語訳JCOG版ver.1.0」で測定可能な骨病変は，扁平骨に発生し骨内の軟部組織成分が小さく，かつ比較的大きな骨

外腫瘍を伴うものに限定されるのではないかと考えられる。

以上の理由で，腫瘍量の変化のみで原発性骨悪性腫瘍に対する治療効果を判定する方法には限界があり，腫瘍体積の縮小をエンドポイントとした第Ⅱ相試験に，「RECIST ガイドライン改訂版 version1.1 日本語訳 JCOG 版 ver.1.0」を使用することは不適当と思われる。現時点で妥当なのは，基本的ロジックを RECIST ガイドラインに準じ，進行 PD と非進行 non-PD の判断規準を定義することと考える。

1-1 測定可能病変の定義

10 mm 以下のスライス厚の MRI 像にて最大径 20 mm 以上（ただし，5 mm 以下のスライス厚の MRI の場合は最大径 10 mm 以上）であり，少なくとも 1 方向で再現性をもって正確に測定できる病変を測定可能病変とする。溶骨性病変であるか，造骨性病変であるかは問わない。また，腫瘍の軟部組織成分のみを測定するのではなく，腫瘍全体を対象とする。

1-2 標的病変とベースライン記録

原発巣が測定可能病変であった場合は，原発巣を標的病変とし，部位，検査日，MRI の撮像条件，測定断面における最大径（以下，長径）をベースライン径和として記録する。長径の測定に際しては，可能な限り切開生検創部を避けて測定する。スキップ転移が測定可能であった場合はその長径と原発巣の長径の和をベースライン径和として記録する。

1-3 非標的病変とベースライン記録

標的病変として選択されなかった原発巣および原発巣以外の病変は，測定可能か否かを問わずすべて非標的病変（non-targeted lesion）として部位，MRI の撮像条件，検査日を記録する。

1-4 効果の判定

各々の研究計画に従って標的病変および非標的病変の評価をベースライン評価と同じ検査法，同じ撮像条件にて行い，標的病変の長径和，非標的病変の増悪の有無を記録する。

1-5 標的病変の効果判定規準

a. PD（Progression）：進行

標的病変の長径和が，それまでの最も小さい長径和に比して 20％以上大きくなった場合。ただし，長径和の絶対値が 5 mm 以下であれば長径和が 20％以上増大した場合も PD とせず，non-PD とする。

b. non-PD：進行ではない

PD に該当する腫瘍増大を認めない場合。

c. NE（Not Evaluable）：評価不能

なんらかの理由で検査が行えない場合，または PD，non-PD いずれとも判定できない場合。

1-6 非標的病変の効果判定規準

a. PD（Progression）：進行
非標的病変の明らかな増大。
b. non-PD：進行ではない
非標的病変の明らかな増大がない。
c. NE（Not Evaluable）：評価不能
なんらかの理由で検査が行えなかった場合，またはPD，non-PDいずれとも判定できない場合。

1-7　新病変
他部位の新しい腫瘍性病変の出現や，スキップ転移の新たな出現を新病変とする。

1-8　総合効果　Overall Response
総合効果 Overall response は標的病変の効果，非標的病変の効果，新病変の有無の組み合わせから，表2に従って判定する。標的病変，非標的病変のいずれかがNEの場合，総合効果はNEとする。

標的病変がない場合は，非標的病変の効果を総合効果とする。

表2　総合効果の判定基準

標的病変の効果	非標的病変の効果	新病変	総合効果
Non-PD	Non-PD	なし	Non-PD
PD	問わない	あり or なし	PD
問わない	PD	あり or なし	PD
問わない	問わない	あり	PD

上記の画像効果判定基準は，骨原発悪性腫瘍を対象とした臨床試験において使用することを前提としているが，試験毎に目的に合わせて判定基準を再検討する必要がある。また，日常診療でも画像効果判定を行う場面があるが，個々の患者における治療変更の是非についての意思決定をする際には，腫瘍量による判定結果だけではなく，臨床症状や下記の機能画像評価の結果なども加味し検討する必要がある。

2　機能画像評価

機能画像評価として，血管造影，造影MRI，骨シンチグラフィ，タリウムシンチグラフィ，FDG-PETなどのモダリティがすでに日常診療に活用されている。しかし，「RECISTガイドライン改訂版 version1.1 日本語訳JCOG版ver.1.0」では，これらのモダリティを用いた方法の標準化やエビデンスが十分ではないと結論し，例外を示したものの，これら機能画像評価を固形がんの治療効果判定に使用することを見送った。一方，消化管間質腫瘍を対象とし，腫瘍量変化にCTにおける造影効果の減少を加味した「Choi Criteria」（2007年），転移性骨腫瘍を対象とし，腫瘍量変化と画像の質的変化および骨シンチグラフィを組み合わせた「MAD Criteria」（2010年），軟部肉腫を対象とし，腫瘍量変化にMRIにおける造影効果の減少を加味した「modified Choi criteria」（2012年）などが提唱されており，特に「Choi Criteria」は汎用されつつある。骨原発悪性骨腫瘍に対しても，近い将来，腫瘍量と機能画像評価を組み合わせた基準が提唱されることが望まれる。

B 組織学的効果判定基準

　組織学的効果判定は，治療後に切除または切断された材料の最大割面で判定する．切除した骨を処理骨として骨再建に用いた場合は最大割面が得られないため，従来と同様の方法での組織学的効果判定は不能である．その場合は，どのように評価する標本を作成するか，臨床試験においては試験毎に，日常診療においては施設毎に事前に取り決める必要がある．

　効果判定は対象の標本について「生きている腫瘍細胞 viable tumor cell」の残存割合で判定する．判定の際は以下のマッピングを推奨する．

　Grade 1：viable tumor cell が 50％を超えるもの．
　Grade 2：viable tumor cell が 10％を超え 50％以下．
　Grade 3：viable tumor cell が 10％以下．
　Grade 4：viable tumor cell を全く認めない．

　*核に核濃縮 pyknosis，核崩壊 karyorrhexis，核融解 karyolysis のうちいずれかの所見を認める場合，non-viable cell と判定する．細胞質が好酸性，空胞変性，核の膨化を認める場合は，viable tumor cell とする．

**マッピングの際，化学療法により細胞密度 cellularity が極端に減少し，viable tumor cell がまだらに存在する範囲については，その面積に 1/10 あるいは 1/20 を適宜乗じた値を viable tumor cell の残存する面積として，他の viable tumor cell の残存面積に加えて計算する．

***本取扱い規約の第 3 版では，Grade 0 から Grade 3 までの 4 段階評価を用いていたが，国際的に Grade 0 を規定している基準はなく，第 4 版では Grade 1 から Grade 4 までの 4 段階とした．また，第 3 版では viable tumor cell の残存割合を目安として併記していたが，第 4 版では定義として明記した．

C 転移巣の画像効果判定

　骨転移も含め，転移巣の画像効果判定には「固形がんの治療効果判定のための新ガイドライン（RECIST ガイドライン）改訂版 version 1.1 日本語訳 JCOG 版 ver.1.0」を用いる（URL：http://www.jcog.jp/doctor/tool/RECISTv11J_20100810.pdf）．

VI

骨腫瘍の治療成績

1 用語の定義

A 局所再発の定義

局所再発とは，原発腫瘍に対する手術侵襲が波及した部位あるいはその周囲に，原発巣と同じ組織診断の病巣が生じたものとする。静脈内腫瘍塞栓による再発も局所再発とみなす。

B 転移の定義

転移には，肺・骨などの遠隔転移，所属リンパ節転移，スキップ転移がある。

a. 遠隔転移

肺転移は，悪性の原発巣から血行性に肺に原発巣と同じ組織診断の病巣が形成されたものである。また近年は長期生存例が増加し，その経過中に骨・脳・肝臓などの遠隔転移をみることも増加している。この転移は，肺の血管網を着床することなく通過した腫瘍細胞が直接それぞれの臓器に達し病巣を形成する場合と，一度，肺に転移病巣を形成したものが二次的に転移する場合がある。後者において，特に肺病巣が小さいと臨床的に肺転移巣が把握できず直接転移のような臨床像となる。

b. リンパ節転移

リンパ節転移は，原発巣と同じ組織診断の腫瘍がリンパ節に形成されたものであり，悪性骨腫瘍においては比較的稀である。

c. スキップ転移

罹患肢の骨髄内に飛び石状に生じる転移巣であり，癌の脊椎骨転移における機序と同様の静脈系を介しての機序が考えられている。原発巣と同一の骨内に原発巣と連続性なく生じる場合が多く，TNM分類ではT3と定義されている。一方，関節を越えた対側の骨への転移も生じうるが，この場合は遠隔転移として扱われる。

C その他

a. CDF（continuous disease free）

原発巣の治療後，一度も再発，転移なく生存しているもの。

b. NED（no evidence of disease）

再発あるいは転移をきたしたが，現在は治療により病巣が存在しないもの。

c. AWD（alive with disease）

再発あるいは転移により病巣を有しているが，生存中のもの。

d. DOD（dead of disease）
その腫瘍により腫瘍死したもの。

2 生存率の解析

A 臨床研究のエンドポイント

　悪性腫瘍における治療効果の判定や予後の分析における評価指標 endpoint は，その性質から真のエンドポイント true endpoint と代替エンドポイント surrogate endpoint に区分される。真のエンドポイントは「患者のベネフィットを直接反映するものさし」，代替エンドポイントは「真のエンドポイントの代わりに用いられるものさし」であり，前者の代表が全生存期間，後者の代表が腫瘍縮小効果である。

B 生存率

　ここでは日本癌治療学会 癌の治療に関する合同委員会 編『日本癌治療学会・癌規約総論』（金原出版刊）II．生存率規約 に準じて，適宜その抜粋を要約するが，詳細については本規約を参照されたい。

　診断から一定期間後に生存している確率を生存率といい，通常は，％で示される。生存率を比較する場合の指標として5年生存率がよく用いられており，便宜上，治癒率の目安となっている。5年生存率を計算する場合には，対象者全員について5年後の生死を把握することが必要であるが，実際には，さまざまな理由で5年後の生死を確認することができない場合がある。このような中途打切り例には ① 消息不明例 lost to follow-up，② 観察期間が終了するまでに観察を打切った例 withdrawal の2種類が存在する。生存率を計算する場合，これら2種類の中途打切り例は同等の扱いを受ける。しかし，消息不明例には，他の場所で死亡したため消息不明となるなど，疾病の予後と関連した理由で消息不明となるものも含まれるため，この割合が多い場合には，生存率の解釈に注意が必要である。実際の死亡率は，目の前にみえる死亡率よりも高い場合がほとんどであり，信頼に足る生存率とみなされるためには，消息不明例の割合は 5% 未満であることが求められる。

1　粗生存率と相対生存率

　生存率は，粗生存率と相対生存率に大別される。粗生存率は観察対象者に相当する一般集団の生存率（期待生存率）を考慮しない生存率であり，相対生存率は期待生存率を考慮した生存率である。

1-1　粗生存率　crude survival

　粗生存率の計算方法には，直接法と，生命表法による累積生存率を求める方法がある。

a. 直接法　direct method

観察開始時点から一定の年限（例えば5年）を経過した症例について，生存者数を対象者数で割った値で示される。この場合，消息不明例の取扱いによって，最小生存率（消息不明例をすべて死亡とみなして計算する方法），最大生存率（消息不明例をすべて生存とみなして計算する方法），推定生存率（消息不明例を対象から除外して計算する方法）の3種類の生存率が計算される。

b. 生命表法による累積生存率　cumulative method, life table method

癌などの臨床研究において最もよく使用されるのは，生命表法による累積生存率の計算である。本法による生存率の計算方法の利点としては，症例により観察期間が異なっていてもすべての症例のデータを使用しうること，経時的に経過の観察や治療効果の判定が可能となることである。

1-2　相対生存率　relative survival

対象者と同じ特性（性，年齢，暦年など）をもつ一般集団の期待生存率を算出して，粗生存率をそれで除することによって，その影響を補正する方法である。国立がん研究センターから，全国の性，年齢，暦年別の1～15年生存率（期待生存率）が報告されており，これを利用して対象者における期待生存率を求めることができる。

C 生命表法による累積生存率

1　生命保険数理法　actuarial method

生命表法による累積生存率の計算は古くから生命保険で使用されていたので，生命保険数理法 actuarial method と呼ばれる。あるいは単に生命表法 life table method や Cutler-Ederer 法と呼ばれることもある。生命保険数理法による生存率は各区間の生存率を掛け合わせて導くので累積生存率 cumulative survival rate とも呼ばれる。観察期間を，年単位あるいは月単位で数個に区切り，それぞれの区間ごとの死亡率と生存率を計算し，全期間を通じての累積生存率を算出する。中途打切り例は，最後に生存が確認された時期と次の追跡時期との丁度半分の期間生存していたと仮定して計算することが生命保険数理法の特徴である。

2　Kaplan-Meier 法

Kaplan-Meier 法は，生命保険数理法に似ているが，観察期間を数個の期間に区切るのではなく，実際に観察された期間ごとに生存率を逐次計算する方法である。中途打切り例は，それが発生した時点で観察人数から除外する。生命保険数理法で用いられる仮定（中途打切り例は，最後に生存が確認された時期と次の追跡時期との半分の期間生存していたとする）を必要としないため，統計学的に，Kaplan-Meier 法は生命保険数理法よりも信頼性が高く優れていると考えられる。したがって，生存率の推定計算には Kaplan-Meier 法を用いることが推奨される。

一般に，生存率を示すときは次の点について記載しておく必要がある。

①対象者の種類：腫瘍の種類，病期，治療法など。

② 対象者数：観察開始時の対象者数のほか，できれば観察期間別対象者数を示すことが望ましい（観察途上で生存中か消息不明となった症例の占める割合が大きいときは，全体の症例数が同じでも得られた結果の信頼性が低下する）．
③ 観察開始時点および観察期間
④ 消息不明例および脱落例の数
⑤ 除外例の内訳
⑥ 死亡数および死因：全死因，原病死，他因死など．
⑦ 生存率の計算方法および有意性の検定方法

その他の留意点としては，以下があげられる．

・生存率のほかに，できればGreenwoodの近似式を用いてその標準誤差を計算し，95%信頼区間 95% confidence interval を示しておくことが望ましい．
・生存率の計算期間は対象の種類や観察期間で異なるが，少なくとも"5年生存率"と生存率曲線を示しておくことが望ましい．
・観察開始後，短期間内に大部分の症例が死亡し，その5年生存率が0に近い場合には50%生存期間を計算し，これを示しておくことが望ましい．

D 生存率・生存時間の比較

条件の異なる2群の生存率や生存時間を比較する方法として以下のような統計的方法があげられる．なお，3群以上を比較する場合も考えられるが，そのときは，単純に2群相互の比較を繰り返すのではなく，多重比較法 multiple comparison を用いる．多重比較法には，全群の対比較，対照-処理群比較などさまざまなタイプがあるので，比較目的にふさわしい方法を選ぶ必要がある．

1 特定時点での生存率の比較

ある特定の時点での累積生存率を単純に比較するには，上述のGreenwoodの近似式により標準誤差を計算して検定を行う方法がある．ただし，他の要素（例えば両群の年齢構成など）が影響を与えている可能性がある場合には，その要素を層別して集計し，その影響を補正したうえで検定を行うことが望ましい（Mantel-Haenszel検定）．

2 生存率曲線の比較

上述のKaplan-Meier法で得られた2本の生存率曲線を比較する方法には，①Cox-Mantel検定（Cox-Mantel test），②ログランク検定（logrank test），③一般化Wilcoxon検定（generalized Wilcoxon test），などがある．いずれも時間推移に伴う生存率の変動を元にしたノンパラメトリック検定であり，一般にはどの方法を用いても差し支えない．ただし，ログランク検定は長期的な生存率の差に鋭敏であり，一般化Wilcoxon検定は逆に短期的な生存率の差に鋭敏であるなど，各方法にはそれぞれの特徴があるので，解析目的に最も相応しい方法を選ぶことが望ましい．

3 Coxの比例ハザードモデル

2本の生存率曲線を比較しようとした場合，他の予後因子に偏りがあれば，その偏りの影響を除去して比較する必要がある．Cox の提唱した比例ハザードモデル proportional hazard model はその対応策としての一つの有力な方法である．

このモデルでは，各時点における瞬間死亡率 hazard を時間の関数と考え，他の因子はこれに修飾要因として比例的に作用すると考える．この方法を用いることにより，同時に多数の因子を考慮しつつ，各群の生存率（補正生存率）を計算することができるほか，各因子の予後因子としての相対リスクをハザード比 hazard ratio の形で推測することが可能となる．

4　ロジスティック解析

個々の症例の生存・死亡の結果のみに着目して，予後因子の相対リスクをオッズ比 odds ratio の形で推測するのがロジスティック解析 logistic analysis である．この方法は，死亡のオッズ（死亡確率と生存確率の比率）を，他の予後因子から受ける影響を相互に調整したうえで推測するものである．具体的には，個々の予後因子について，その影響があるときの，ないときに対する相対リスクを両者のオッズの比率として表現する．この値が有意に1より大きい場合，当該因子が死亡に対するリスク要因と考えることができる．

E 統計解析上の留意点

以上に述べたような，生存・死亡の動態を分析する統計手法は生存時間分析 survival analysis と総称される．本項ではそれぞれについて簡単な説明を行ったが，各分析法の詳細や具体的な計算方法については種々の統計学成書に譲りたい．

また，最近はパーソナルコンピュータ用のさまざまな統計ソフトが準備されており（例えば SPSS, R のような統計専用ソフトや，Excel 組み込み用統計ソフトなど），手元で簡単に統計計算ができるが，その適用方法自体を誤ると誤った結果が出てくるので，実際の統計手法の適用や解釈にあたっては，統計専門家の協力が必要である．

なお，検定結果の取り扱いであるが，経験的に有意水準を 0.05 に設定して有意性の判断をすることが多い．この場合，$p<0.01$ であれば明らかに有意，逆に $p>0.10$ であれば明らかに有意でないと判断できるが，p 値が有意水準の 0.05 に近い場合（目安として $0.04<p<0.10$ 程度）には判断を留保して，①症例数を増やす努力をして再検討をする，あるいは②念のために他の検定方法を使って検定して有意性を確認することなどが望まれる．ここで，2つの検定方法で同じ結果が得られれば問題はないが，検定結果が異なれば，両方の検定結果を示しておくのが妥当であり，どちらか統計学的に有意になった方法のみの検定結果を示すのは不十分である．

VII

骨腫瘍の登録

希少疾患である骨腫瘍に関する各施設の限られた知見を，広く日本全体で共有することを目的として，日本整形外科学会骨・軟部腫瘍委員会と国立がんセンター（現・国立がん研究センター）が中心となって全国骨腫瘍登録が行われてきた。この全国骨腫瘍登録は，2006年，それまでの手書きによる登録からコンピュータによる入力に全面改訂された。2015年現在，登録のWEB化に向けた改訂作業が行われており，近い将来，多くの医師・研究者にとって，より使いやすく，有用な情報源となることが期待される。骨腫瘍のような希少がんにおいて，その臨床・研究の発展のために臓器がん登録の果たす役割は極めて大きい。先人の洞察と全国の骨腫瘍診療施設の多大な協力のもとに継続，発展してきた全国骨腫瘍登録を，骨腫瘍の診療に携わる者の共通の宝として，さらに充実，発展させていかなければならない。

A 全国骨・軟部腫瘍登録の歴史（図1）

がん登録のうち，主に学会が主導して行われる臓器がん登録の一つとして，わが国では全国骨腫瘍患者登録が1964年から，全国悪性軟部腫瘍患者登録が1974年から，日本整形外科学会および国立がん研究センターによって実施されてきた。これは，毎年1回，全国の骨・軟部腫瘍診療施設（整形外科）に登録用紙を送付し，前年度に各施設で診断・治療された骨・軟部腫瘍症例に関する情報を国立がん研究センターで集計・発表してきたものである。1972〜2004年までの全骨腫瘍累積登録数は49,768例に達する。その中には骨肉腫が3,256例含まれているのをはじめ，軟骨肉腫1,218例，Ewing肉腫473例など，稀な骨腫瘍がきわめて多数登録されており，世界的にも類をみない貴重な疫学資料となっている。しかし，この全国骨腫瘍患者登録も開始以来30年を経て，登録方法や個人情報に関する課題が明らかになってきたため，「個人情報保護法」および「疫学研究に関する倫理指針」に基づいた新たなコンピュータ登録システムが作成され，国立がん研究センターおよび日本整形外科学会の倫理審査承認の後，2007年1月（2006年症例）より新システムによる登録が開始された。

B 全国骨腫瘍登録の実際（図2）

本登録用に開発されたアプリケーションを用いて，毎年1回，全国の施設で前年度に診断・治療された骨腫瘍に関する情報を入力し，この情報はCDなどの電子媒体によって本登録事務局（国立がん研究センター）へ送付され，集計・公表される。本アプリケーションは高度な暗号化機能を有し，あらかじめ設定されたパスワードがない限り第三者がその内容を解読することは不可能である。登録情報は，年齢，性別などの"基本データ"，組織診断，大きさなどの"腫瘍"，術式，再建法などの"手術"，化学療法，放射線治療などの"その他治療"，再発，転移，生命予後などの"予後"の5大項目からなる。

2006〜2011年の6年間の全骨腫瘍登録数は19,548例（原発性骨腫瘍9,352例，続

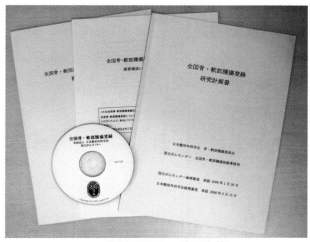

a 登録ソフト・計画書等

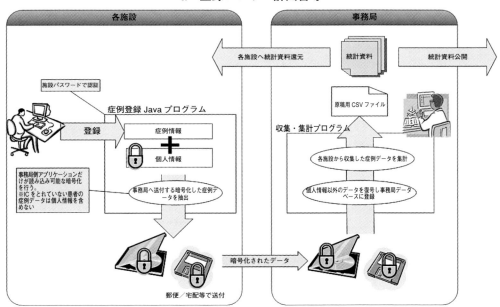

b 症例登録の流れ

2006年1月　国立がんセンター（現・国立がん研究センター）倫理審査承認
2006年6月　日本整形外科学会倫理審査承認
2007年1月　新登録システム登録開始
・年1回各施設に登録依頼
・配布した専用ソフト（Java）にて前年度の症例入力
・入力情報は自動的に全て暗号化
・情報入力した媒体（CD）を郵送にて事務局に送付
・事務局にて暗号化情報を復号，集計
・全国骨・軟部腫瘍登録一覧表

図1　新システムにおける全国骨・軟部腫瘍登録

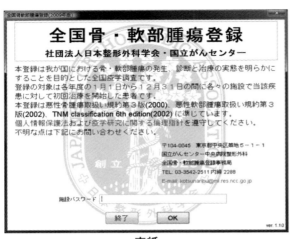
表紙

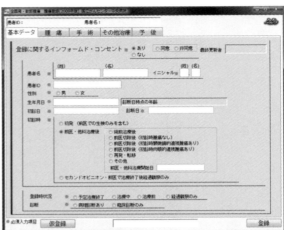
基本データ

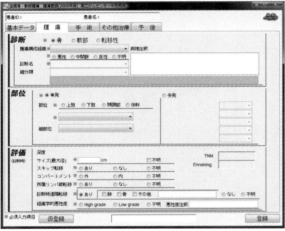
腫瘍

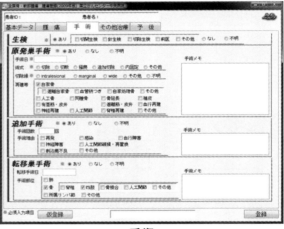
手術

図2　全国骨腫瘍登録の実際

表 1　全国骨腫瘍登録（2006〜2011 年）

疾患名＼年	2006	2007	2008	2009	2010	2011	計
単発性骨嚢腫	150	194	210	200	195	239	1,188
動脈瘤様骨嚢腫	36	37	53	42	32	39	239
類骨骨腫	38	59	68	69	71	63	368
内軟骨腫	219	297	329	303	328	357	1,833
骨軟骨腫	240	293	325	322	370	435	1,985
骨巨細胞腫	118	155	142	143	146	155	859
骨肉腫	162	205	169	191	168	187	1,082
軟骨肉腫	83	95	97	89	108	110	582
Ewing 肉腫/PNET	27	27	30	31	35	38	188
脊索腫	28	23	26	27	27	24	155
総数	2,283	3,137	3,219	3,386	3,564	3,959	19,548

発性骨腫瘍 5,304 例，骨腫瘍類似疾患 4,319 例，その他 573 例）である（表 1）。今後は，登録率の向上（悉皆性の向上），登録情報の精度・内容の充実（粒度の向上）を図るとともに，わが国の骨腫瘍の診療・研究に本登録の情報をより有効に活用していくことが重要である。

VIII

骨腫瘍の病理

1 骨腫瘍病理総論

A 検体の取扱い

　骨腫瘍検体の取扱いは，一般の病理組織学的検索方法と基本的に変わることはないが，骨は硬組織であるために，病理標本の作製には，鋸を用いての切り出しと脱灰という操作が必要である。

1　肉眼観察

　生検検体は大きさ，色，硬さ等を記載する。骨腫瘍の手術検体は，掻爬検体と切除検体に大別できる。掻爬検体については，オリエンテーションづけや切除縁評価の必要がないので，基本的に生検検体と同様でよい。切除検体はオリエンテーションをつけて肉眼観察を行う。腫瘍の大きさ，色，変性の程度，壊死の有無，硬さ，石灰化や骨形成の有無，腫瘍の占拠部位等を記載する。皮質骨の破壊，軟部組織への進展，関節組織への浸潤などにも注意を払う。スライスした slab を固定後に軟 X 線撮影すると，病変の性状の把握に役立つ。

　悪性腫瘍の場合には，切除縁評価が必要となるが，切除縁評価は病理医が判断できないことが多いので，術者と共同で行うか，術者に任せるべきである。バリアーの有無や病変から切除縁までの距離を計測する。

2　固定

　組織の固定には，十分量の10％ホルマリン液を用いる。10％中性緩衝ホルマリンを用いてもよい。一般に検体量の10倍以上の固定液が必要とされている。広範切除などの大きな手術検体の場合，切除された検体をそのまま固定液に入れると，検体の中央部に固定液が十分浸透しないため，組織の自己融解が進み良好な組織標本が得られないことがある。そのため，大きな検体の場合には，未固定の状態で割を入れて，病変部が固定液に触れるようにした方がよい。

　必要に応じて，検体の凍結保存，アルコール固定，電子顕微鏡標本用の5％グルタールアルデヒド固定，細胞診用の捺印標本等を取っておく。通常の免疫組織化学的染色には，ホルマリン固定パラフィン包埋切片で十分対応できる。

3　切り出し

　生検検体はそのまま標本とするが，脱灰を必要としない軟組織と骨組織が混在している場合には，両者を分けて標本とする方がよい。掻爬検体も生検検体と同様に扱う。

　切除検体の切り出しは腫瘍の最大割面が出るよう割を入れる。割入れの方向は画像

所見を参考にして病変が最もわかりやすくみられる割面を選ぶ。通常は正面像に合わせた冠状断割を行うことが多い。必要に応じ，矢状断割を行うこともあり，また，横断割を組み合わせることもある。割入れの方向は，切除縁評価とも関係するので，あらかじめ整形外科医や放射線科医と打ち合わせておくとよい。

　骨切りにはさまざまな装置が市販されているが，電動帯鋸で行うと楽である。鋸屑は丹念に取り除いておく必要がある。ストライカーを用いた骨切りは平滑な割面が得られにくく，また鋸屑も大量に発生するので勧められない。

4　標本作製

　切除検体については腫瘍の代表的割面を標本とする。術前化学療法の効果の判定を行うためには，腫瘍の最大割面をすべて標本とする必要がある。別の割面で肉眼的性状の異なる部分や切除縁評価が必要な部分，生検進入路等も適宜標本とする。大切片を作る必要はなく，適切な大きさの切片を作れば十分であり，また，その方が標本の保存にも都合がよい。軟組織や腫瘍組織でも脱灰を必要としない組織はなるべく脱灰しないで標本を作製する。

　脱灰方法は，各施設の検査室で日常行われている方法でよく，Plank-Rychlo 液，5%トリクロール酢酸あるいは蟻酸等がよく用いられる。EDTA 脱灰法は良好な染色性が得られるが，脱灰に多少時間がかかるのが難点であり，皮質骨など緻密な骨組織の脱灰には不向きである。詳細は成書を参照する必要があるが，どの脱灰液を用いるにしても脱灰の要点は，脱灰前に十分脱脂を行い，脱灰になるべく時間をかけず，十分に中和することである。

5　資料の保存

　わが国の多くの医療施設では物理的空間の制限が厳しく，資料の保管については困難な状況にある。しかし，長期的な経過観察や標本の見直しによる再検討は正しい診断に至る基本である。したがって，病理検査申込書，切り出し図，病理診断報告書，肉眼標本写真，パラフィンブロックや組織標本プレパラートなどは原則として永久保存されるべきである。

6　報告書の書式

　骨腫瘍の病理診断を記載するにあたっては臨床所見や画像所見を十分参考にする。特に画像所見なしに骨病変の診断をすることはできないということを病理医，臨床医共によく認識する必要がある。したがって，病理診断の依頼にあたって，主治医は臨床・画像診断に必要な画像を必ず病理医に見せるべきである。病理医は画像診断を組織診断から切り離さずに，病変の肉眼所見として病理診断の一部に含めて考えるべきであり，たとえ画像所見を自ら読影できなくても，主治医や放射線診断医から画像所見の解釈や画像診断について説明を受け，病理診断との照合を行わなければならない。

病理診断の報告書は一般に診断と所見からなるが，他臓器の病理診断書と特に変わるところはない．検体採取部位，検体採取方法，診断名，各種所見等の必要事項を記載し，鑑別診断の根拠などを適宜補足する．

確定診断が可能な場合には腫瘍の診断名を記載し，必要な場合には亜型診断も行う．確定診断がつかない場合には，当面の治療方針の決定に参考となる情報を臨床医に提供することが大切である．このような場合には，診断は，良性・悪性の別，原発性・転移性の別，低悪性度・高悪性度の別，包括的な診断名の記載（紡錘形細胞肉腫，多形細胞肉腫，小円形細胞肉腫の別）にとどめ，できれば可能性のある鑑別診断を挙げておく．特に，生検では確定診断に至らないこともあることを理解し，無理をして特異的な診断名をつけないよう注意することが肝要である．

所見として，肉眼および組織所見の他，脈管侵襲の有無，腫瘍の組織学的grading，切除縁の評価，治療による腫瘍壊死の程度などを記載する．切除検体の場合には，病変の拡がりが把握しやすいように病変の範囲や壊死の領域などを書き込んだ切り出し図を報告書に添付してもよい．

特に判断の難しい症例では，専門家へのコンサルテーションも必要となる．ただし，最終的な判断は主治医と担当病理医の責任に委ねられるべきことはいうまでもない．

B 病理診断のための組織学的検索法

骨腫瘍の病理診断には臨床情報，画像所見，Hematoxylin-Eosin（HE）染色が基本であるが，必要に応じて特殊染色，免疫染色，分子生物学的検索が病理診断を確定するための補助として用いられる．

1 特殊染色

1-1 Azan-Mallory 染色，Masson-trichrome 染色

HE 染色では膠原線維，筋線維は類似した桃色に染色されるが，膠原線維，好銀線維を選択的に青く染色し，細胞質，筋線維は赤く染め分けられる．

1-2 reticulin（好銀）染色，Gitterfaser（ギッター）染色

好銀（細網）線維を黒く染め出し，膠原線維は赤褐色になる．

1-3 elastica-van Gieson 染色

弾性線維と膠原線維の染め分けに有効で，弾性線維は紫黒色，膠原線維は赤色，筋線維は黄色に染まる．

1-4 periodic acid Schiff（PAS）染色

中性粘液，グリコーゲン，基底膜，軟骨基質，肥満細胞顆粒，好中球，骨髄巨核球，真菌類が赤紫色に染色される．Ewing 肉腫など細胞質内にグリコーゲンを含む腫瘍では，ジアスターゼ前処置で消化されることを確認する．グリコーゲンは水溶性で分解しやすく，ホルマリン固定液に長期浸されていると検出が困難となる．

1-5 alcian-blue 染色

細胞内・外の酸性粘液を青色に染め出す。

2　免疫染色

免疫組織化学の技術は進歩し，診断学に有用な多数の抗体が市販されている。抗体には，組織診断に役立つ特異的な抗体と腫瘍の増殖能，癌遺伝子や癌抑制遺伝子の解析に用いられる抗体がある。以下に骨腫瘍領域で主に用いられている抗体を示す。

2-1　CD99（MIC2 gene products）

Ewing肉腫/PNETの細胞膜やHomer Wright型ロゼットの細線維に強陽性を示し，小円形細胞肉腫の鑑別診断上，有益な抗体である。しかし，骨肉腫，横紋筋肉腫，滑膜肉腫，悪性リンパ腫などにもしばしば陽性となり，横紋筋肉腫，滑膜肉腫，悪性リンパ腫に特異的なdesminやMyoD1，上皮マーカー，リンパ球系マーカーを併用し，鑑別する必要がある。

2-2　S-100 protein

メラノサイト，Langerhans細胞，樹枝状細網細胞，軟骨細胞，脂肪細胞，横紋筋，脊索組織，唾液腺や乳腺の導管筋上皮細胞など多くの正常細胞，および，それらの細胞から発生する腫瘍に陽性となる。多岐にわたる細胞由来の腫瘍に陽性となるため，診断への手掛かりとして有用である。

2-3　CD34

造血前駆細胞のマーカーであるが，血管内皮細胞の優れた抗体でもある。正常の血管内皮細胞，血管腫，類上皮血管内皮腫，低分化型血管肉腫に陽性を示す。また，類上皮肉腫の上皮様腫瘍細胞に陽性となり，孤在性線維性腫瘍，隆起性皮膚線維肉腫，巨細胞性線維芽細胞腫，消化管間質腫瘍，血管筋線維芽細胞腫，紡錘形細胞脂肪腫，多形性脂肪腫，神経線維腫の線維芽細胞や線維芽細胞様紡錘形細胞にも陽性となる。

2-4　podoplanin（D2-40）

リンパ管内皮細胞のマーカーで，リンパ管腫と血管腫の鑑別，腫瘍細胞のリンパ管侵襲像の同定に用いられる。また，骨肉腫や軟骨肉腫をはじめとする骨原性細胞や軟骨原性細胞にも陽性を示すことが知られる。

2-5　α-smooth muscle actin（αSMA）

平滑筋細胞，筋線維芽細胞とその分化を示す腫瘍細胞に陽性を示す。腫瘍細胞の免疫形質を検討するために，HHF35，desmin，h-caldesmon等の筋原性マーカーを組み合わせることが多い。

2-6　cytokeratin（CK）

上皮細胞とその腫瘍細胞に広く存在する中間径フィラメントであるが，非上皮性細胞である骨肉腫，平滑筋肉腫，悪性線維性組織球腫でも部分的に陽性を示すこともある。脊索腫，アダマンチノーマ，滑膜肉腫，類上皮肉腫，中皮腫などの上皮性格をもつ細胞は陽性を示す。癌腫の転移性骨腫瘍では，CK7とCK20の発現の組み合わせが原発巣の推定によく用いられる。

2-7　epithelial membrane antigen（EMA）

上皮細胞の高分子量膜糖蛋白で，しばしばcytokeratinと組み合わせて，補完的に用いられる。

2-8 CDK4（cyclin dependent kinase 4），MDM2（murine double minute 2）

共に12染色体の12q13-15に位置する遺伝子の産物で，高分化型脂肪肉腫，脱分化型脂肪肉腫，骨内高分化型骨肉腫，傍骨性骨肉腫で過剰発現がみられ，核内発現を陽性と判定する。線維性異形成や化骨性筋炎との鑑別に有用である。

2-9 brachyury

T-box遺伝子複合体の転写因子で，脊索の発生・発達を調整している。脊索腫，良性脊索細胞腫の核に発現を認め，軟骨肉腫との鑑別に有効である。

2-10 MIB-1（Ki-67）

核分裂像と強い相関性があり，腫瘍の増殖能評価として優れている。具体的な評価方法は，多く染まっている部位で，腫瘍細胞1,000個に対する陽性細胞数を算定する。陽性率（MIB-1 index）；10％未満，10％以上〜30％未満，30％以上の3段階法がよく用いられる。MIB-1 indexは組織診断が的確に行われたのち，悪性度を客観的に評価するものであり，増殖能の強い反応性病変でも当然高くなるため，腫瘍の組織診断をMIB-1に頼ってはならない。

3 遺伝子診断

骨・軟部腫瘍では特異的な転座型の染色体構造異常とそれに伴う変異遺伝子が報告され，病理診断の補助に非常に有用である。個々の腫瘍特異的融合変異遺伝子は成書に譲るが，代表的な検出法は，腫瘍細胞からmRNAを抽出し，RT-PCR（reverse transcriptase polymerase chain reaction）を行うことにより，特異的な相互転座により生じるキメラ転写産物の有無をみるRT-PCR法とパラフィン包埋切片を用い，変異が予想される遺伝子を挟むように2種の蛍光標識されたプローブを設定し，シグナルの乖離（split-signal）を検出するFISH（fluorescence in situ hybridization）法である。両法とも固定条件の良いパラフィン包埋切片から可能であるが，脱灰操作が行われると検出は難しい。

RT-PCR法で注意すべき点は，融合変異遺伝子には多種の亜型があり，また，未知の遺伝子の可能性を十分考慮する必要があることである。PCR産物を得た場合，塩基配列を確認することが望ましい。典型的と思われる組織像だが予想されるPCR産物を検出できない場合，判定には慎重さが必要である。切断部分を異にし，プライマーの設定が合わずPCR産物を増幅できない，変異遺伝子を構成する遺伝子が未知の遺伝子である，あるいは，全く別の遺伝子異常であることなどが原因となる。

非典型的組織像にもかかわらず変異遺伝子を検出した場合，手技上の誤りがないか確認する必要がある。技術的に問題がなく，間違いなく変異遺伝子が同定された場合，同一腫瘍の組織学的な新たな亜型の可能性，また，新しい疾患概念の確立に結びつくかもしれない。

FISH法では，融合変異遺伝子を形成する2つの遺伝子のうち，1つの遺伝子にお

ける切断の有無を検出するため，切断部位や対となる他の遺伝子を考慮する必要がない。また，HE 標本で腫瘍細胞を対比し，直視的に観察できる利点もある。問題点は，脱灰標本では検出が難しいこと，パラフィン切片は 3～4μ に薄切されるため，核の裁断，核の重なりに注意が必要である。また，正常でもシグナルがわずかに離れてみえることが多い。核の重なりがなく，シグナル間が 3～4 個分以上離れている腫瘍細胞を十分量数えることが大切である。

C Staging および grading について （表1）

　腫瘍の staging は病理診断の重要な項目である。Enneking の方法をはじめとする各 staging system の詳細については臨床事項の記載に譲る。腫瘍の grading については「悪性腫瘍はその発生母地の組織構造を模す」という想定を前提とし，組織の分化度（実際には正常構造もしくは良性病変からの形態学的な逸脱の程度を指標とした「未分化」度）に基づく grade 1～4 の 4 段階の grading が Broders によって取り入れられて以来，各臓器の腫瘍において部分的な修正を加えられながらも，基本的には現在の WHO 分類[1)2)] に至るまで，この numerical grading system が踏襲されている。よりわかりやすく高分化，中分化，低分化の三分類として grade 1～3 とし，発生母地が不明な程に未分化な組織像を grade 4 とした American Joint Comittee on Cancer（AJCC）の grading[3)] が最近ではより一般的になってきている。TNM に grading を加え，TNMG により staging を行う AJCC の記載は悪性腫瘍取り扱いの国際的な基準であるので，本書でも基本的にはこの考え方に沿うこととした。

　定義からも明らかなように，この grading system は悪性腫瘍を対象とするもので，良悪性を含めた腫瘍性病変全体の grading ではない。Enneking[4)] の staging でも腫瘍の grading が考慮されているが，含まれている腫瘍の種類や分類については一般的なものとはやや異なる。

表 1　Broders grading と AJCC grading との対応

Broders grading による未分化度	AJCC による grading
grade 1　0～25%	well differentiated
grade 2　25～50%	moderately differentiated
grade 3　50～75%	poorly differentiated
grade 4　75～100%	undifferentiated

文献

1) Fletcher CDM, Bridge JA, Hogendoorn PCW, et al, eds : Pathology and Genetics of Tumours of Soft Tissue and Bone (in Bosman FT, Jaffe funs, Lakhani SR, et al, eds. World Health Organization Classification of Tumours). Lyon, IARC Press, 2013.
2) Fritz A, Percy C, Jack A, et al, eds（2000）: International classification of diseases for oncology (ICD-O) Third edition. World Health Organization ; Geneva, 2000（with 2011 Updates to ICD-O-3. International Agency for Research on Cancer（ICDO3@iarc.fr）and World Health Organization

3) Edge S, Byrd DR, Compton CC, et al, eds : AJCC Cancer Staging Manual 7th ed, 2010.
4) Wolf RE, Enneking WF : The staging and surgery of musculoskeletal neoplasms. Orthop Clin North Am 27 : 473-481, 1996.

D 骨腫瘍の分類について

　WHOの骨腫瘍分類を含め，現行の骨腫瘍分類のほとんどは基本的にLichtensteinの分類を引き継いでいるため，それほど大きな違いはない。いずれの分類も腫瘍細胞の細胞学的な特徴と腫瘍の産生する基質や間質の性状とに基づいて腫瘍のタイプを分け，さらにそれぞれのタイプを予後に従って良性から悪性へと分けるのが基本である。ここでは以下の点に留意しておく必要がある。

・軟骨形成性・骨形成性などの骨腫瘍のタイプ分けは必ずしもそれぞれの腫瘍の組織発生に基づいてはいない。骨腫瘍の多くはその発生母地細胞が明らかではなく，分類は腫瘍細胞の組織学的な表現型，すなわち，現実的にはHE染色標本での所見に基づいて行われ，必要に応じて免疫染色所見・電子顕微鏡所見・分子医学的所見等を参考にし，分化形質を想定することにより分類される。

・組織のタイプによっては悪性型と良性型とを対比させることがあるが，これは良性型と悪性型とが組織発生的に関連しているという意味では必ずしもない。良性骨腫瘍がそのまま悪性化することは少ないとされている。

・疾患の概念や本態等については未だに現象的な認識に基づかざるを得ない面があり，完全な論理的整合性を期待し難い場合が多い。現時点では骨腫瘍の分類も他の疾患の分類同様に多くの曖昧な点を残しているが，それぞれのterminologyの問題点については個々の病変の記載の項で論じられる必要がある。

　本書では第Ⅰ章 骨腫瘍の分類 表1（p3～7）に本規約での分類を示し，参考としてWHO分類第4版2013年版）[1)2)]を付記している（第Ⅰ章 骨腫瘍の分類 表2 p8～10参照）。今回の分類の基本的な考え方は以下の通りである。

・今回の分類は，『整形外科・病理　悪性骨腫瘍取扱い規約第3版』での方針に準じ，現行のWHO分類第4版（2013年版）を基本とし，原則としてWHO分類に従いつつ，WHO分類との読み替え・対応が完全につく範囲で必要と思われる補正・追加をごく一部に加えた。

・WHO分類はBenignとMalignantとの中間型としてIntermediate（locally aggressive, rarely metastasizing）を置いていて，これは軟部腫瘍のWHO分類とも共通しているので，この点も含めて，WHO分類に従った。

・分類名・診断名は国際性を重視し，英文表記（米語綴り）を基準とした。

・病変の和名については現時点では訳語や表記が一定していない場合も多く，完全な統一は難しいので，簡潔とわかりやすさとを主眼として暫定的にできるだけ表記の統一を図ったが，諸家により病変名の日本語表記が一定しない場合もあるので，あくまで仮のものとし，英文表記を基準として呼称されたい。

文　献

1) Fletcher CDM, Bridge JA, Hogendoorn PCW, et al, eds : Pathology and Genetics of Tumours of Soft Tissue and Bone (in Bosman FT, Jaffe funs, Lakhani SR, et al, eds. World Health Organization Classification of Tumours). Lyon, IARC Press, 2013.
2) Fritz A, Percy C, Jack A, et al, eds (2000) : International classification of diseases for oncology (ICD-O) Third edition. World Health Organization ; Geneva, 2000 (with 2011 Updates to ICD-O-3. International Agency for Research on Cancer (ICDO3@iarc.fr) and World Health Organization (whofic@who.int) September 2011).

2 骨腫瘍病理各論

A 原発性骨腫瘍　Primary bone tumors

1　軟骨形成性腫瘍　Chondrogenic tumors

　軟骨形成性腫瘍は原発性骨腫瘍の中では骨形成性腫瘍に次ぐ大きなグループをなしている。軟骨性腫瘍ではとりわけ画像所見が大切で，例えば通常型軟骨肉腫と内軟骨腫との鑑別や骨軟骨腫の悪性化の判定等では，画像所見による病変の全体像の読みが決定的な役割を果たす場合も多い。軟骨性病変の組織学的良悪性の判定は難しいことが多いが，一般的には，①手足の小さな骨の小さな病変は概して良性，②大腿骨・上腕骨・骨盤骨・肋骨などの大型の骨での大きな病変は多くの場合悪性という傾向がある。

良性　Benign

1-1　骨軟骨腫　Osteochondroma 9210/0

　最も頻度の高い良性骨腫瘍である。骨突出部の表面に軟骨帽 cartilaginous cap を被るのが特徴とされるので，良性軟骨腫瘍の代表例のようにみなされているが，実際には病変の基本構造は軟骨が隆起するというよりも海綿骨から連続性に突出した骨本体の隆起であり，陳旧化したものでは表層の軟骨がみられなくなっている例もある。単発例と多発例とがあり，いずれも軟骨帽の軟骨において EXT1 遺伝子もしくは EXT2 遺伝子の bialleic inactivation がみられ，両者共に腫瘍性と考えられる。ときにみられる常染色体優性の遺伝性多発性外骨腫 hereditary multiple exostosis は，他の骨格異常を伴うことが多く，二次的悪性化の頻度が高いとされる。

　IDH1（isocitrate dehydrogenase 1）もしくは IDH2（isocitrate dehydrogenase 2）の遺伝子突然変異は認められない。

1-1-1　単発性骨軟骨腫　Solitary osteochondroma　図1・2

　10〜20歳の長管骨骨幹端に好発し，大腿骨遠位・上腕骨近位・脛骨近位の順で全体の約50〜60％を占め，肩甲骨・腸骨等の扁平骨にもみられる。頭蓋骨や顎骨にみられる骨性隆起は，いわゆる cancellous type の osteoma の中に含まれる場合が多い。近接する神経・血管・腱を圧迫しない限り，局所に骨性硬の腫瘤を触れる他には自覚症のないのが普通で，稀に茎の部分で骨折すると痛むことがあり，腫瘤に伴う二次的な滑液包の形成に基づいて痛みや出血・血腫が生じる場合もある。

　肉眼的に中心部に骨，辺縁部に軟骨，と規則的に zone をなし，薄い軟骨帽が突出部の外縁に配置される。表面の軟骨層は成人の場合，厚さが1cm を超えることは稀である。軟骨が消失し骨性の隆起のみの場合もある。腫瘤形成に伴ってときに軟部に二次的な滑液包が形成され，さらには synovial chondromatosis 様の軟骨性遊離体を

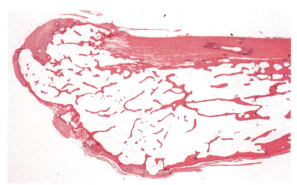

図1 Osteochondroma
軟骨帽はときに判然としなくなる。

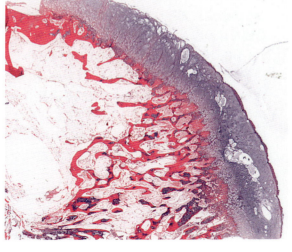

図2 Osteochondroma
軟骨帽直下の軟骨内骨化と脂肪髄。

伴う場合もある。軟骨細胞にはときとして grade 1 の軟骨肉腫程度の異型性変化もみられ，胞体内に PAS 陽性の好酸性封入体様構造物が報告される時もある。軟骨帽直下は軟骨内骨化を示す場合があり，骨性部分の髄腔は脂肪髄もしくは稀に造血髄である。肉眼的・顕微鏡的に病変はひとまとまりで，表面は骨膜の線維性結合織で覆われ，本体から切り離された軟骨組織が周囲の軟部組織内に存在する場合はむしろ悪性を考慮する。

　病変の成長増大は若年期にほぼ限られ，もし青年期を過ぎてから腫瘤が大きくなってきたら悪性化の可能性を考慮する必要がある。外傷や放射線照射に続発する骨軟骨腫が知られているが，postradiation sarcoma にまで進んだ例はいまのところ報告がない。単発の場合は悪性化は極めて稀である。二次的悪性化については多発性病変の項でも述べる。

　画像上，突出性病変そのものと基盤骨本体との間に健常部からの骨皮質の線が追える時，すなわち，突出部と基盤骨との間に骨皮質による境界線が存在し，突出部の骨髄腔と基盤骨本体の骨髄腔との間に連続性がない時は，傍骨性骨肉腫や骨化性筋炎等の他の骨膜性・傍骨性病変の可能性を考える必要がある。病変部の骨梁間が脂肪髄や造血髄ではなく線維性の結合織や紡錘形細胞で占められている場合も骨軟骨腫ではなく傍骨性骨肉腫の可能性を考える必要がある。骨軟骨腫の直上に二次的に形成された滑液包が，出血等によりもし急速に大きくなると，臨床的に軟骨肉腫と見誤られる場合がある。爪下外骨腫 subungual exostosis は趾骨末節，特に母趾末節骨遠位にみられる骨性隆起で，bizarre parosteal osteochondromatous proliferation（Nora's lesion, BPOP）も主として手足の骨の傍骨性病変であるが，共に典型的な骨軟骨腫とは画像所見が異なり，むしろ骨膜性・傍骨性の骨形成である。骨軟骨腫は骨幹端部に生じるのが通例で，もし骨端部に骨性の隆起がみられ，しかも身体の片側に多発した場合は，珍しい疾患ながら dysplasia epiphysealis hemimelica の可能性が考えられる。骨

膜性軟骨肉腫 periosteal (juxtacortical) chondrosarcoma は腫瘍性の軟骨が骨表面（すなわち骨皮質表層）を浸食するように拡がる稀な病変で，骨軟骨腫にみられる骨性の隆起を伴わない．

1-1-2 多発性骨軟骨腫　Multiple hereditary osteochondromas

多発例が全骨軟骨腫の約12％にみられ，その年齢分布・性比も単発例と同じとされるが，実際には多発例は多発性遺伝性外骨腫 multiple hereditary exostosis のことが多く，EXT 遺伝子のうち EXT1 もしくは EXT2 の突然変異により，1）常染色体優性遺伝，2）家族内発生，3）若年児にみつかる，4）他の骨格異常を伴う，5）単発病変に比べ隆起・変形の程度がより広範になる，6）約10％に二次的悪性化がみられる，等の傾向がある．

単発・多発共に骨軟骨腫の軟骨には組織学的に多少の異型があるのが普通で，ときとして grade 1 の軟骨肉腫にみられる程度の変化までをも含み得るし，一方，二次性の軟骨肉腫のほとんどは low grade のため軟骨の組織学的所見のみでは鑑別困難な場合があり，画像所見や肉眼像を含めて総合的に判断する必要がある．

1）青年期を過ぎてからの腫瘤の増大，2）疼痛の増強，3）1.5～2 cm を超える軟骨帽，などが成人にみられた場合は悪性化の可能性を疑う．肉眼的にせよ顕微鏡的にせよ，病変本体から切り離された軟骨組織が周囲の軟部組織内に存在する時は浸潤とみるべきで，悪性と考えてよい．

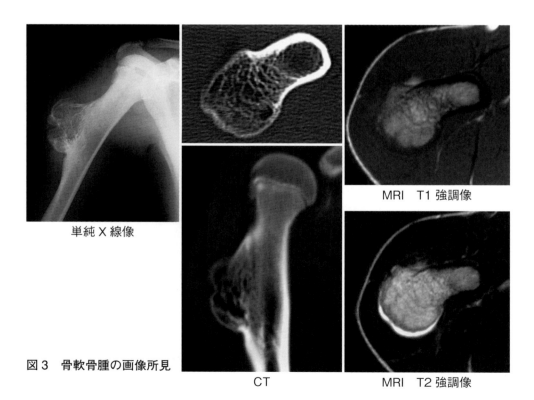

図3　骨軟骨腫の画像所見
単純X線像
CT
MRI　T1強調像
MRI　T2強調像

画像所見　図3

大腿骨，上腕骨近位，脛骨・腓骨近位の骨幹端部に好発し，扁平骨発生は少ない。単発性と多発性がある。

単純 X 線像では骨幹端周囲の有茎性または広基性の骨隆起性病変であり，正常骨皮質と病変の骨皮質に連続性があり，病変部にも正常な骨梁構造をみることができる。CT，MRI では骨皮質・骨髄の連続性を確認することができる。また腫瘍の本体である膨隆部先端の軟骨帽（cartilage cap）は MRI にて明瞭に描出される。T2 強調像で高信号として捉えられる軟骨帽が厚くなると悪性化の可能性があるため，大きな腫瘍・扁平骨発生の場合は MRI で軟骨帽を評価する必要がある。

1-2　軟骨腫　Chondroma 9220/0

悪性性格を示さない成熟した軟骨形成よりなる腫瘍性病変全体を指し，大多数は骨内発生の内軟骨腫 enchondroma で，骨表面発生の骨膜性軟骨腫 periosteal (juxtacortical) chondroma は稀である。軟部に発生する場合（軟部軟骨腫 soft tissue chondroma）もある。

1-2-1　内軟骨腫　Enchondroma 9220/0　図4〜6

正確な頻度は不明で，年齢および性差には特異性がない。手・足の小さな骨，特に基節骨に多いが，母指・母趾や末節骨には稀である。大腿骨のような大きな長管骨に生じた（特に大きな）病変はほとんどは無症状で，多くは偶然に発見されるが，病的骨折がないのに痛みや腫脹を伴う場合はむしろ軟骨肉腫の可能性が疑われる。約 30% が多発例とされる。単発例の約 50%，多発例の約 90% に IDH1/IDH2 のヘテロ接合性体細胞突然変異がみられる。多発性内軟骨腫の内，Ollier 病は概して片側性の分布傾向を示し，Maffucci 症候群は軟部の多発性血管腫を伴う。

肉眼的にはよく限局された灰蒼白調の軟骨色を示す病変で，多くは分葉状である。しばしば石灰化を伴い，骨化を認める場合もある。成書には壊死や粘液変性がしばし

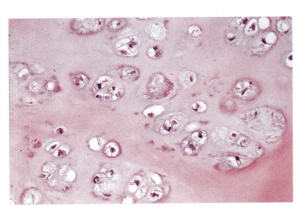

図4　Enchondroma

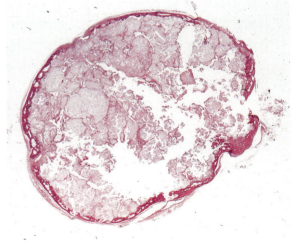

図5　Enchondroma of hand
骨皮質を越えない膨隆。

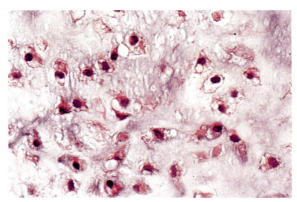

図6　Enchondroma of hand
Grade 1 chondrosarcoma 様の異型。

ばみられるとの記載もあるが，粘液性変化が目立つ時は軟骨肉腫の可能性を念頭に置く必要がある。

　組織像では細胞密度に乏しく，細胞の多形性や大型核に欠け，二核細胞はもしあったとしても極めて稀で，核分裂像は認められない。骨内多発性にみえることがあっても骨髄内への浸潤はなく，基質の粘液変性もみられない。手足の小さな骨にできる内軟骨腫は組織像に幅があり，ときとして細胞密度が高く，二核細胞や粘液変性もしばしばみられ，組織所見のみからは低悪性軟骨肉腫状を呈することがしばしばである。

　手足の骨の単発病変の二次的悪性化は極めて稀である。Ollier 病や Maffucci 症候群を含む多発性病変の場合は報告によっては 30% にも達する悪性化が指摘されているが，両病変共に本来組織学的に atypical にみえる場合が多いので，どの時点で悪性化したかの判定には，画像所見による慎重な経過観察が必要となる。

　軟骨肉腫との鑑別が最も重要で，成人の大きな骨で痛みを伴う軟骨性腫瘍は悪性の可能性を疑ってみるべきであろう。組織学的には基質の粘液性変化が目立つのは重要な所見であるが，最も確実な所見は周囲の骨梁間への破壊性浸潤である。手足の小さな骨では組織学的に一見，軟骨肉腫様の異型がみられることがあるが，画像所見上，骨皮質の線が切れ切れにでも円滑に追えて，骨外増生がみられない場合は良性とみてよく，病変が骨皮質を破り軟部に浸潤している場合にのみ軟骨肉腫の診断をするのが妥当であろう。胸壁過誤腫 chest wall hamartoma（mesenchymal hamartoma of chest wall）は新生児・幼児の胸壁に生じる極めて稀な多房性・分葉状腫瘤で，ほとんどは生下時より存在し，骨端軟骨に似る島状の軟骨と多胞性嚢胞が認められ，悪性と間違われる場合があるが良性である。

画像所見　図7

　手足の指骨に好発する。長管骨では骨幹端に発生し，骨髄腔に沿って長軸方向に成長する。ときに多発する場合があり，多発性内軟骨腫（Ollier 病）では片側性に病巣が発生するものが多いが，両側性であっても左右非

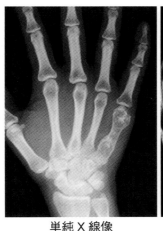
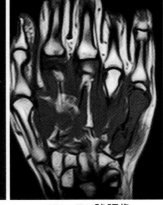

単純 X 線像　　　　　MRI　T1 強調像

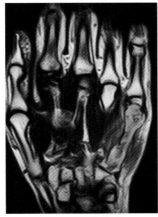
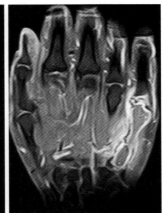

MRI　T2 強調像　　　MRI　T1 強調造影脂肪抑制像

図7　内軟骨腫の画像所見

対称に生じる。
　単純 X 線像では円形から卵円形を示す境界明瞭な溶骨像を呈する。溶骨像は地図状で，薄い硬化性の辺縁を示す場合が多い。腫瘍内部はしばしば X 線透過性であるが，点状・綿毛状・環状・弧状の骨化や石灰化を伴うこともある。高分化型軟骨肉腫との鑑別が困難なことがある。
　CT では髄内に限局した溶骨性病変で，骨皮質の菲薄化を示すことがある。腫瘍内に比較的均等に分布する石灰化を伴う。一般的には骨皮質浸潤像はみられず，骨皮質の破壊や軟部組織への進展を認める場合には，軟骨肉腫などの悪性病変を疑う。他に鑑別が問題となる骨梗塞では辺縁部に斑状の石灰化が存在し，中心部は脂肪濃度を示すため，病変内に広く石灰化が分布する内軟骨腫とは容易に区別できる。
　MRI では T1 強調像で低信号，T2 強調像で高信号の境界明瞭な病変として描出される。典型例では分葉状の形態を示す。内部の石灰化巣は低信号域として描出される。CT 同様に，T1 強調像で中心部に脂肪信号を認めないこと，辺縁が不規則でないこと，中心部が T2 強調像で高信号を示すことから骨梗塞と鑑別できる。

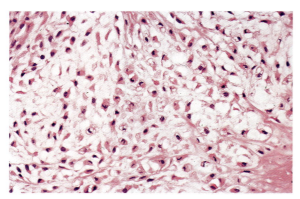

図8　Ollier disease
Chondrosarcoma 様の異型。

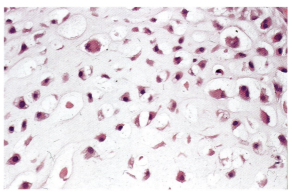

図9　Maffucci syndrome
核異型を示す軟骨。

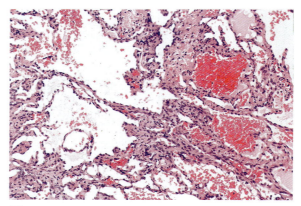

図10　Maffucci syndrome
皮下血管腫。

（附）軟部軟骨腫　Soft tissue chondroma

　軟部の軟骨腫瘍は稀で，主として手足の関節近くに好発し，滑膜軟骨腫症 synovial chondromatosis の一部の場合もある．病変は分葉状で，軟骨細胞はしばしば集簇する．核クロマチンの増量や二核細胞の目立つ場合があり，悪性を思わせる場合があるにもかかわらず，臨床的にはほとんど常に良性で，局所再発はあるが悪性化は極めて稀である．組織像や臨床像では滑膜軟骨腫症との共通点も多い．ときに CPPD 状の結晶沈着を伴い，tophaceous pseudogout との鑑別が問題となる場合もあり，多核巨細胞も出現すると，いわゆる軟骨芽細胞腫様軟部軟骨腫（chondroblastoma-like soft tissue chondroma）との異同・鑑別も問題となる．

（附）＊多発性軟骨腫症　＊Multiple chondromatosis 9220/1（多発性内軟骨腫症 Enchondromatosis：Ollier disease and Maffucci syndrome）　図8〜10

　少数例で多発性軟骨性病変の報告があり，いずれも遺伝性性格に欠けるが，

isocitrate dehydrogenase 遺伝子 IDH1 および IDH2 の突然変異を約 80～90％に伴う。このうち，Ollier 病は片側半身の長管骨骨幹端や，扁平骨に多発性の軟骨塊を作る傾向があり，二次的な骨変形もみられる。生検では細胞密度が高く，二核細胞・核濃染等，low grade の軟骨肉腫と診断される所見を呈するのが普通であるが，そのような組織像に関わりなく成長とともに退縮する例も多い。軟骨肉腫への二次的悪性化が稀に報告されている。骨の多発性軟骨性病変と軟部の血管腫とが合併する Maffucci 症候群はさらに稀であるが，骨でも臓器でも悪性化の率が高いと示唆されている。

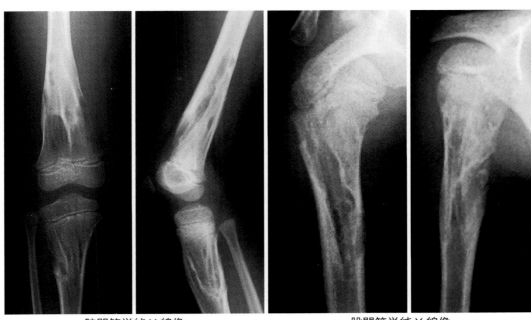

膝関節単純 X 線像　　　　　　　　　股関節単純 X 線像

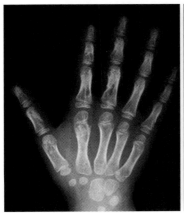
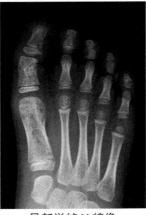

手部単純 X 線像　　　足部単純 X 線像

図 11　Ollier 病の画像所見

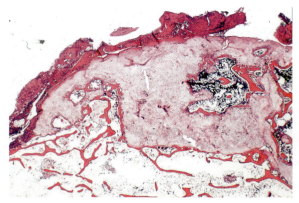

図12 Periosteal（Juxtacortical）chondroma

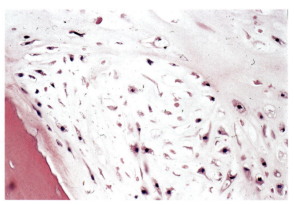

図13 Periosteal（Juxtacortical）chondroma
粘液変性を示すatypicalな増生。

画像所見 図11

　軟骨腫病変が手足の指骨，長管骨を中心に多発する。単純X線像では骨幹端を中心に骨幹側に病変は進展し，円形の骨透亮像，骨端線から骨幹側に伸びる線状の骨透亮像（linear striation）が特徴的である。軟骨腫に特徴的な点状の石灰化を伴う病変と伴わない病変がある。軟骨腫の偏心性発育や管状構造形成が不良なため，骨の膨隆，変形や四肢短縮の原因となる。軟骨肉腫への悪性化の可能性がある。中心性の軟骨腫が骨膜部の軟骨腫と連続すると骨皮質の連続性が失われるため，軟骨肉腫の浸潤，破壊性変化と誤る場合があるため注意を要する。

　血管腫を伴うMaffucci症候群の単純X線像はOllier病と同様である。CTでは膨隆する腫瘍と点状の石灰化像を示し，MRIでは骨髄脂肪信号が，T1強調像で低信号，T2強調像で高信号を示す病変に置換される。T2強調像で軟骨成分が粘液状〜囊腫状に変化すると，軟骨肉腫への悪性化を考慮する。

1-2-2 骨膜性軟骨腫　Periosteal chondroma 9221/0　図12・13

　ごく稀な骨表面の軟骨性腫瘍で，上腕骨近位を含めた長管骨に多く，通常3cm未満である。組織像ではしばしば細胞密度が高く，ときとして粘液変性や核濃染が目立ったり二核細胞をみる場合もあり，grade 1の軟骨肉腫様を呈することが多いが，周囲組織へは浸潤しない。病変が小さく単純X線像が良性の時は組織学的にgrade 1程度の異型がみられても悪性の根拠とはならない。IDH（isocitrate dehydrogenase）遺伝子のヘテロ接合性体細胞突然変異も報告されている。

　骨膜性軟骨肉腫は極めて稀で，病変が大きく，通常5cmを超え，娘結節による骨膜・軟部への浸潤傾向を伴う。組織学的にはgrade 2以上の所見を呈する場合が多い。

画像所見 図14

　上腕骨近位に最も多く発生するが，四肢長管骨に好発する。指骨に発生することも多い。

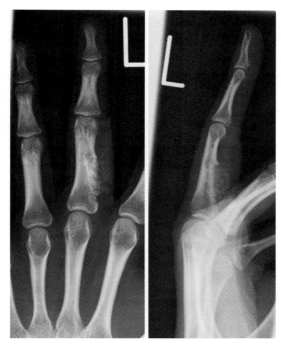

図 14　骨膜性軟骨腫の画像所見（単純 X 線像）

単純 X 線像では骨表面に点状の石灰化を伴う境界明瞭な病巣を呈する。骨皮質の erosion を伴うことが多いが，骨皮質の完全な消失は認めない。辺縁はクレーター状に盛り上がることもある。CT でもさまざまな程度の石灰化を伴う，境界明瞭な病巣を呈する。MRI では軟骨成分を反映し T1 強調像で低～中等度，T2 強調像で等～高信号の境界明瞭な病変として描出される。石灰化の部分は低信号となる。

1-3　骨軟骨粘液腫　Osteochondromyxoma 9211/0

常染色体優性遺伝性の腫瘍素因性病態である Carney 複合 Carney complex（およびその亜型である LAMB 症候群や，NAME 症候群）の患者の約 1％にみられるきわめて稀な骨病変で，その他の徴候として①心・皮膚の粘液腫，②皮膚色素沈着，③内分泌機能亢進，を伴う。約 70％の症例では，プロテインキナーゼ A の IA 型調節サブユニットをコードする腫瘍抑制遺伝子で，17q23-q24 上にある PRKAR1A 遺伝子の突然変異がみられる（Carney complex type I, CNC1）。Carney complex type 2, CNC2 の遺伝子異常は確定されていない。Carney 三徴 Carney triad とは異なる病態である。

外科的に全摘困難な部位では，切除後の局所再発，死亡例もあるが，転移例はない。

組織学的には，粘液性・水腫性の背景内に，円形・多梁形・星芒状・双極状・紡錘形などの細胞が増生し，小葉状構造を示し，軟骨様もしくは類骨性の基質形成を伴う場合もある。

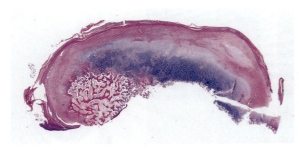
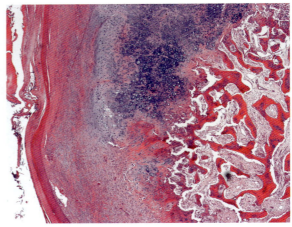

図 15, 16　Subungual exsotosis
足趾皮下にみられる骨軟骨腫様増生。

1-4　爪下外骨腫　Subungual exostosis 9213/0　図 15・16

爪床下にみられる稀な骨軟骨腫様病変で，足趾骨末節，特に母趾末節骨遠位の爪床下に好発し，10～30歳の男性に多く，症状・徴候は爪を持ち上げる osteochondroma 様の骨性隆起・腫瘤で，ときに爪の剥離・潰瘍を伴い，極めて活動性にみえると，肉腫と見誤られる時もある。t(X;6)(q24-26;q15-25) の転座を示し，両 break point の近傍には，膠原線維遺伝子のうち，COL12A1 が 6q13-14 に，COL4A5 が Xq22 に，それぞれ存在し，IRS4 遺伝子も Xq22 に近接する。IRS4 と COL12A1 との，もしくは COL4A5 と COL12A1 との，それぞれの融合遺伝子は爪下外骨腫では証明されていないものの，IRS4 の過剰発現が報告されているが，その意義は不明である。

画像所見では，末節骨骨表・爪床下に突出する骨化病変としてみえる。病理学的には骨軟骨腫状の外見を呈し，成熟した骨梁の外側に位置する軟骨帽様の軟骨の表面に紡錘形細胞が増生する。

治療は単純切除が選択され，切除後約 10～25% で再発があるともされるが，悪性化の報告は見当たらない。

骨軟骨腫 osteochondroma は好発部位が異なり，病変の外側に紡錘形細胞が増生することはない。傍骨性骨軟骨異形増生 bizarre parosteal osteochondromatous proliferation（Nora's lesion, BPOP）も主として手足にみられ反応性病変様を呈する傍骨病変で，画像・組織像も爪下外骨腫と類似するが，t(1;17)(q32-42;q21-23) を示し，IRS4 の発現に欠け，手足以外の骨にも生じ，骨・軟骨の配置がより不規則でより active な増生を示し，しばしば核異型を伴う。

画像所見　図 17
指趾末節骨の先端部に発生する。母趾末節骨背側の爪下に好発する。単純 X 線像では，末節骨から突出する骨性隆起を認める。MRI では軟骨成分はほとんど認められず，成熟した骨組織の像を呈する。

1-5　傍骨性骨軟骨異形増生　Bizarre parosteal osteochondromatous proliferation（Nora's lesion, BPOP）9212/0　図 18・19

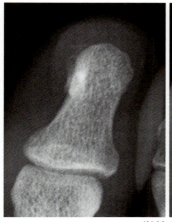 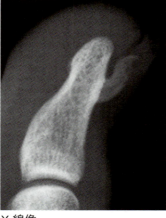 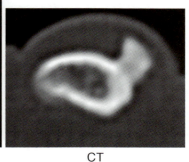

単純 X 線像　　　　　　　　　　　　　CT

図17　爪下外骨腫の画像所見

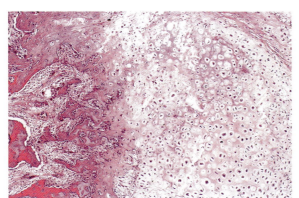

図18　Bizarre parosteal osteochondromatous proliferation（Nora's lesion, BPOP）
軟骨細胞に異型がみられる。

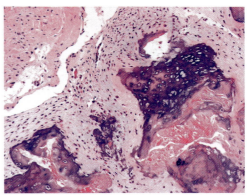

図19　Bizarre parosteal osteochondromatous proliferation（Nora's lesion, BPOP）
骨・軟骨を伴う紡錘形細胞の不規則な増生。

　爪下外骨腫と同様の傍骨性病変で主として手足の骨にみられ，足趾骨よりも爪床から離れた手指骨に好発し，大腿骨・上腕骨などの長管骨を含め，手足以外の骨にも生じる。年齢幅が広く20〜30歳に多く，男女差はない。t(1;17)(q32;q21)，t(1;17)(q42;q23)などの転座が報告されている。

　画像上は骨皮質に付着した石灰化腫瘤を呈し，骨軟骨腫にみられるような骨髄腔との連続性はない。

　組織像では細胞密度の高い軟骨帽状の軟骨成分が目立ち，深部で青紫色の石灰化層を伴って骨への成熟傾向を示す点が特徴的で，骨軟骨腫と異なり骨梁間に紡錘形細胞が増生し軟骨の不規則な成熟が目立ち，爪下外骨腫に比べ骨・軟骨の配置がより不規

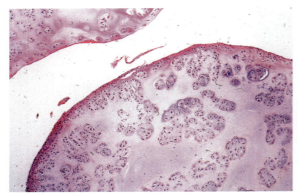 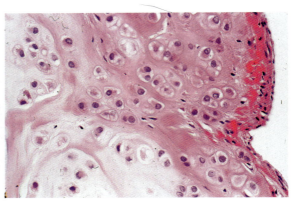

図 20　Synovial chondromatosis
遊離体状の軟骨形成。

図 21　Synovial chondromatosis
核小体を有する plump な核。

則で細胞増生もより active なことが多く，しばしば核異型を伴う。
　切除後，約半数に局所再発傾向があるとされるが，悪性化・転移の報告はない。Fibro-osseous pseudotumor of the digit および florid reactive periostitis は，骨周囲結合織の骨形成性変化で骨に近接しても骨皮質から直接突出せず，組織学的にも全体に骨形成像がより幼若で一見骨肉腫様を呈する場合がある。骨軟骨腫は，指骨，趾骨には稀で，基盤骨部の骨髄が突出部に連続し，軟骨・骨移行部の青紫色の石灰化層の形成が典型的ではない。軟骨肉腫は手指・足趾の末梢骨には稀で，通常 grade 2 以上の異型を示し，周囲結合織への浸潤傾向を示し，zonation を示さない。骨肉腫も zonation に欠け，通常 grade 3 あるいは 4 の高悪性度腫瘍で，レース状の腫瘍性類骨を伴う。

1-6　滑膜軟骨腫症　Synovial chondromatosis（滑膜(骨)軟骨腫症 (teno)synovial (osteo)chondromatosis）9220/0　図 20・21

　滑膜組織に関連し，関節・滑液包・腱などに生じる（骨）軟骨形成病変で，変形性関節症・Charcot 関節・離断性関節症などに伴う二次性滑膜（骨）軟骨腫症の場合がほとんどで，腫瘍性の症例は少なく，6 番染色体異常，1p22・1p13 の再構成，5 番染色体過剰などの染色体異常・遺伝子異常が報告されている。若年成人男性に多く，膝関節・股関節などに好発し，顎関節にも報告があるほか，近傍の滑液包にも発生することがある。手足の末梢関節には稀である。症状は疼痛・腫脹など非特異的で，罹病期間にも幅がある。骨化のない場合は，単純 X 線像では所見を確認することが困難な場合があり，MRI T2 強調像で高信号に描出される結節が関節内外に多数認められる。
　関節はびまん性に腫脹し，肥厚した滑膜の表層細胞直下に軟骨性結節が多発し，関節腔内に多数の関節鼠状に小結節が充満する場合や，骨化を伴う時もある。結節は進展と共に関節腔内に突出し，さらに遊離体として腔内に浮遊し，程度が進むと関節腔内に充満した遊離体の圧迫により二次的に骨が吸収され画像的にも骨欠損を生じるよ

うになる。

　組織像では滑膜内に軟骨結節が多発し，軟骨細胞が集簇して小葉を作り，二核細胞や核異型も認められ，grade 1 軟骨肉腫程度の異型を伴うことが多く，臨床的な背景を念頭に置かないと軟骨肉腫と見誤られる程に異型が高度になる場合もある。滑膜軟骨腫症に関連した軟骨肉腫は極めて稀で，①骨内や周囲への浸潤傾向，②基質の著しい粘液変性，③軟骨細胞の集簇傾向の消失，④紡錘形の核，⑤grade 2 以上の異型，壊死や核分裂像などがみられた場合は，悪性化を考える。変形性関節症等の関節疾患で二次性に滑膜軟骨腫症様を呈する場合の関節遊離体は関節軟骨の破砕片に基づき，小葉状の細胞の集簇や細胞の異型には乏しい。手指，足趾の関節周囲に生じた軟骨形成性病変は，滑膜軟骨腫症よりも軟部軟骨腫 soft tissue chondroma の可能性を考える。

　多発結節をすべて摘出することは難しく，局所再発をきたし，骨の浸食を伴う場合もある。切除後，ときに局所再発をきたすこともあるが，もし病変が関節内に止まり，軟骨細胞が特徴的な小葉状構造を示す時は，多少の異型に関わりなく良性とみてよい。きわめて稀に悪性化が報告されている。

画像所見　図 22

　膝関節，次いで股関節に多く発症し，単純 X 線像で石灰化を伴わない場合は正常像，あるいは滑膜組織の腫脹として描出され，関節内に X 線不透過性の塊として検出される。典型像では多発する点状・輪状の石灰化像を呈する。

　CT では関節内，傍関節に石灰化を伴う軟部病変として描出され，周囲の骨皮質のびらんを伴うことがある。

　MRI は石灰化を伴わない初期の病変の関節および関節周囲への拡がりを捉えることができる。T1, T2 強調像共に石灰化を示す無信号（void）領域，T2 強調像では軟骨成分を示す高信号の多小葉構造を呈する。病変が成熟すると著明に石灰化・骨化した腫瘤となる。

中間性（局所侵襲性）Intermediate（locally aggressive）

1-7　軟骨粘液線維腫　Chondromyxoid fibroma 9241/0　図 23・24

　その名称からとかく「chondroid な基質形成と粘液変性とを伴った fibrous な増生」というように誤解されがちだが，組織学的には全体として分葉状を呈する点を特徴とし，軟骨芽細胞腫と近縁の病変ともいわれている。6p23-25, 6q12-15, 6q23-27 などを含む 6 番染色体の種々の異常が報告されている。基質成分の解析や，遺伝子発現のパターンからは，軟骨性性格が示されている。

　稀な病変で 10～30 歳に多く，男：女≒1～1.5：1 である。脛骨近位・大腿骨遠位などの長管骨骨幹端部に好発し，足根骨・中足骨や，骨盤骨・肋骨・椎体等にもみられる。肉眼的には，むしろ軟骨そのものに似て粘液変性はそれほど目立たないことが多い。組織像では弱拡大での分葉状の構造が最も重要な特徴である。Myxoid な背景内に紡錘形もしくは星芒状の細胞が散在する疎な中央の領域を，紡錘形もしくは円形細胞より成り多核巨細胞を混じた細胞密度の高い部分が辺縁から取り囲み互いに隔てて

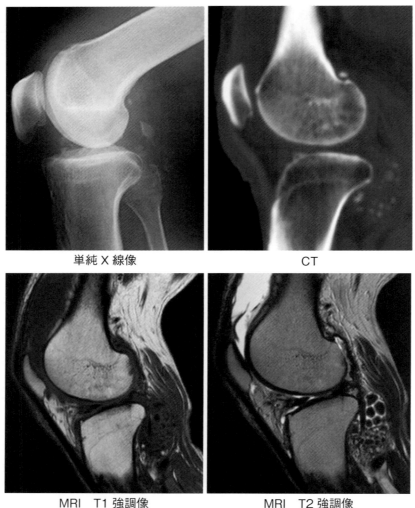

図22 滑膜骨軟骨腫症の画像所見

全体として大小の小葉を形成する。Myxoidな基質は蒼白色調で，はっきりとした軟骨形成はむしろ稀である。細胞密度の高い部分では濃染した多形・大型細胞が認められる場合もあり，一見悪性を示唆するが異型核分裂像に欠ける。核・胞体が軟骨芽細胞腫の細胞に似るものもあり，免疫染色でS-100 proteinおよびSOX9が陽性である点も軟骨性性格を示し，軟骨芽細胞腫に似る。動脈瘤様骨嚢腫状の二次的変化もときにみられる。病変は全体としてよく境界され周囲組織への浸潤はない。

掻爬骨移植後再発した例や，軟部へ播種した例の記載もあるが，悪性化はないと考えられる。

軟骨粘液線維腫が報告された当初は誤って軟骨肉腫にoverdiagnosisされやすい良性腫瘍という点が強調されたが，その後，この診断名が知られるようになると，その名称から組織学的な特徴が「chondroidな基質形成と粘液変性を伴ったfibrousな増

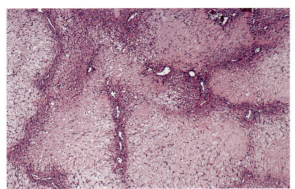

図 23 Chondromyxoid fibroma
小葉状構造は最も重要な診断根拠である。

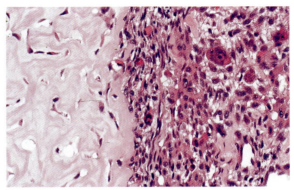

図 24 Chondromyxoid fibroma
多核巨細胞を混じた細胞密度の高い部と myxoid な部との境界。

生」と誤って理解され軟骨肉腫が本症へと underdiagnosis される場合も生じている。「粘液変性を伴った chondroid 基質を背景に星芒状の細胞が増生する」所見は実際にはむしろ高分化型軟骨肉腫の組織像である。軟骨粘液線維腫が極めて稀な病変で良性の画像所見を呈するという点をまず認識しておく必要がある。

軟骨肉腫はほとんどの場合，画像所見で悪性が疑われ，組織学的に周囲骨への浸潤傾向を伴い，細胞密度の低い中心部と細胞に富む辺縁部というはっきりとした分葉像は示さない。軟骨芽細胞腫も分葉状の増生を示さない。顎骨の myxoma も分葉状の組織像を呈さず，他の骨においても同様の病変がいわゆる骨粘液腫 myxoma of bone として少数例報告されているが，これらは，種々の腫瘍・腫瘍類似病変を含む骨の線維性増生の陳旧化したものが含まれている可能性がある。

画像所見 図 25

長管骨の骨幹端に好発するが，大腿骨遠位や脛骨近位の膝関節周囲を中心とする下肢に多い。腸骨や脊椎などの扁平骨にも発生する。

画像上は，単純 X 線像，CT にて偏心性，境界明瞭な辺縁硬化像を伴う骨透亮像を呈し，骨幹端から骨端あるいは骨幹部への進展を認める。骨皮質の膨隆や消失を伴う場合もある。腫瘍内部の石灰化はほとんど認められない。

MRI では軟骨成分や粘液成分を反映し，T1 強調像で低〜中等度，T2 強調像で高信号を呈する。

1-8　異型軟骨腫瘍／高分化軟骨肉腫　Atypical cartilaginous tumor/Chondrosarcoma grade 1 9222/1

WHO 分類第 4 版（2013 年版）では，軟骨肉腫の診断基準としては，従来の grade 1, grade 2, grade 3 の記載を維持しつつも，Atypical cartilaginous tumor/Chondrosarcoma grade 1 として，grade 1 の軟骨肉腫を境界病変として位置づけているが，これは grade 1 の低悪性度軟骨肉腫の診断基準の再現性・整合性・統一性の困難さ

100　Ⅷ　骨腫瘍の病理

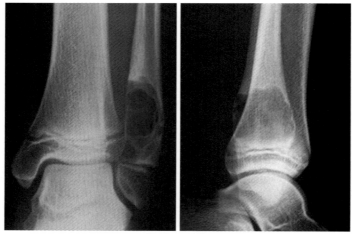

単純X線像

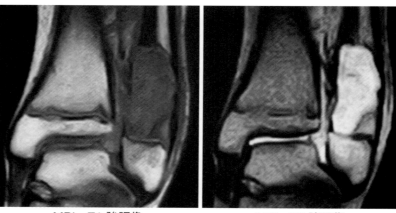

MRI　T1強調像　　　　　　　MRI　T2強調像

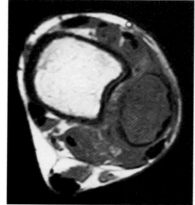 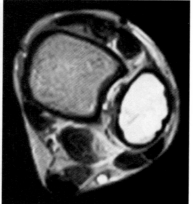

MRI　T1強調像　　　　　　　MRI　T2強調像

図25　軟骨粘液線維腫の画像所見

を意識しているものと思われる。軟骨肉腫全体としては，高悪性度軟骨肉腫の項で触れる。

　（附）＊境界軟骨腫瘍　＊Cartilaginous tumors of borderline malignancy
　手・足の骨を除けば軟骨性病変の良悪性は組織学的に判定可能なはずであるが，ときに画像所見と生検組織像とが食い違うことがある。その場合，もし画像が悪性所見を示す時は，組織学的にはおとなしくみえても軟骨腫瘍であることが確実ならば，軟骨肉腫と診断すべきであろう。逆に画像所見が一見良性にみえても，組織学的に確実な軟骨肉腫ならば，定義上は軟骨肉腫とみるべきであろう。
　①病変の大きさ，②石灰化の性状，③骨皮質の削り込み cortical or endosteal scalloping，④虫食い像，⑤破壊の程度，等から画像的には良性の内軟骨腫とするには問題があるが確実な軟骨肉腫とするには十分でない軟骨性病変において，組織学的に確実な悪性所見が確認されない場合の診断は極めて難しく，また，WHO分類第4版（2013年版）において，異型軟骨腫瘍（高分化軟骨肉腫）Atypical cartilaginous tumor/Chondrosarcoma grade 1 9222/1 の項目が設けられたように，その予後・転帰も含めて未だに結論が一定していない。このような極めて判断の難しい症例については現時点では境界性軟骨病変として今後の検討を待つのが妥当であろうと思われる。本概念は，画像的・組織学的にできるだけ厳密な観察を行い組織学的に明確に悪性所見を見出し得ないもののみに限られ，安易に waste basket とすべきではないのはもちろんである。

中間性（低頻度転移性）Intermediate (rarely metastasizing)

1-9　軟骨芽細胞腫　Chondroblastoma 9230/1　図26〜29

　主として10〜20歳，男性にやや多く，発生部位や画像所見が極めて特徴的なため，臨床的に診断がつくことが多い。長管骨骨端部に好発し，大腿骨大転子等の本来骨端線のある骨端突起部や膝蓋骨の外，側頭骨・蝶形骨等の頭骨にもみられることがある。肉眼的にはときに囊胞状をきたす。
　組織所見では Langerhans cell histiocytosis (eosinophilic granuloma) にみられる単核細胞に類似した切れ込み核をもち，胞体の輪郭の明瞭な円形細胞が密に増生し，コーヒー豆状の核溝を伴う場合もある。ときに核分裂像もみられる。好酸性もしくは比較的淡明な胞体の辺縁が明瞭にみえるため，細胞密度が高いにもかかわらず細胞相互の境界が明らかで個々に孤立するようにみえ，骨巨細胞腫にみられるような細胞同士が網目状につながる傾向には欠ける。単核細胞にはしばしば hemosiderin と思われる褐色色素がみられる点も histiocytic cell に類似する。多核巨細胞が散在もしくは集簇して出現する。典型的な "chicken wire" 状石灰化や軟骨基質の確認が診断根拠とされるが，典型的な青色調の軟骨基質と異なりピンク色調を帯び，むしろ類骨基質様にみえる場合がしばしばで，基質形成を認めがたい場合もある。
　二次的な動脈瘤様骨囊腫 aneurysmal bone cyst の形成は約1/4の症例にみられるとされ，囊胞状軟骨芽細胞腫と呼ぶ場合もある。関節近傍の骨外病変を伴う場合は，

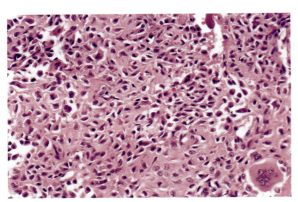

図26 Chondroblastoma
胞体境界明瞭な単核細胞増生と多核巨細胞。

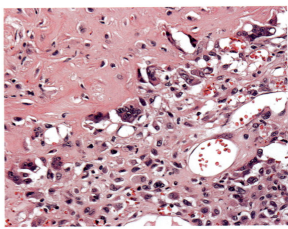

図27 Chondroblastoma
細胞間基質形成。

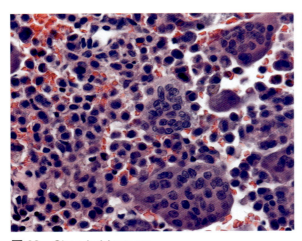

図28 Chondroblastoma
好酸性胞体を有し，互いに遊離する単核細胞。

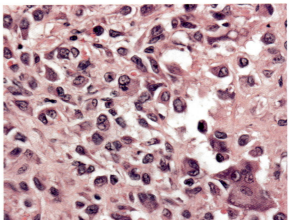

図29 Chondroblastoma
単核細胞の形状が最も重要な診断根拠である。

軟骨形成・石灰化を伴う色素性絨毛結節性滑膜炎 pigmented villonodular sinovitis（腱鞘巨細胞腫 giant cell tumor of tendon sheath）との鑑別が問題となり，特に従来側頭骨・顎関節部に報告されていた軟骨芽細胞腫については，色素性絨毛結節性滑膜炎が含まれている可能性を指摘する意見もある。

　免疫染色ではS-100 protein 陽性・SOX9 陽性とされ，上皮性マーカーであるAE1/AE3, CK7, CK8, CK18, CK19, p63 が陽性となる場合や，ADAM28・MMP9・MMP18（disintegrin and metalloproteinases）の発現も報告されている。遺伝子異常については確実な情報に欠け，IDH1 の突然変異も認められていない。

　軟骨粘液線維腫 chondromyxoid fibroma と軟骨芽細胞腫とは組織学的に共通する面があり，両者の組織学的特徴が併存する症例も報告されているが，軟骨粘液線維腫

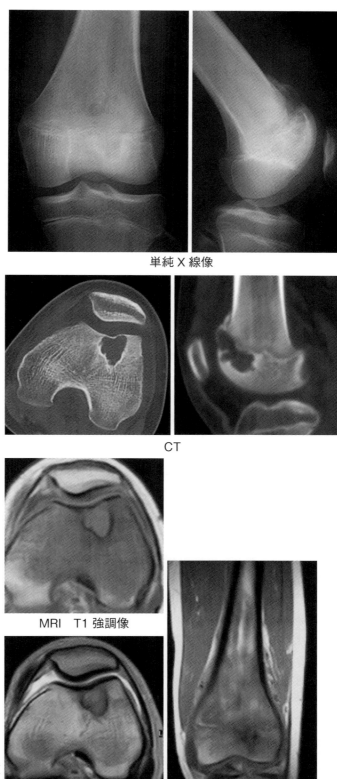

図30 軟骨芽細胞腫の画像所見

単純X線像

CT

MRI T1強調像

MRI T2強調像　　MRI T1強調像

は骨幹端部に好発し，弱拡大の組織像で分葉状を呈する。骨巨細胞腫も骨端部に生じるが，骨端線の既に閉じた25歳以上に好発し，腫瘍細胞は軟骨性分化や石灰沈着を示さない。腫瘍細胞相互の境界は骨芽細胞腫ほどには明瞭でなく，互いに手をつないだ網目状の配列を示す傾向がある。

画像所見　図30

長管骨，特に大腿骨近位・遠位，脛骨近位，上腕骨近位の骨端に発生するが，骨幹端部に及ぶ場合もある。

単純X線像では辺縁明瞭な比較的小さな骨透亮像を呈し，辺縁の硬化像を認める症例と認めない症例がある。骨膜反応を認める場合も多い。CTでは細胞外マトリックスの石灰化を反映して石灰化像を示す症例がある。

MRIで病変はT1強調像で低～中等度の信号，T2強調像で等～高信号を呈するが，周囲の著明な浮腫を反映してT1強調像で低信号，T2強調像で高信号を呈する領域が広がることを特徴とする。

悪性　Malignant

1-10　軟骨肉腫　Chondrosarcoma

腫瘍性の軟骨を形成するが，腫瘍性骨・類骨形成を示さない骨原発悪性腫瘍で，*de novo*に発生する一次性軟骨肉腫と，家族性多発性外骨腫（骨軟骨腫）や多発性内軟骨腫症（Ollier disease）等の先行する良性軟骨病変に続発する二次性軟骨肉腫とがある。四肢末梢の骨格に多い良性軟骨腫瘍とは異なり，軟骨肉腫は骨盤骨・大腿骨・肋骨・肩甲帯・上腕骨などの中心骨格に近い大きな骨に多く，骨膜軟骨肉腫 periosteal (juxtacortical) chondrosarcoma を例外として，通常は骨内・髄腔内に発生する。最も多い通常型軟骨肉腫の他に亜型が認められる。

1-10-1　通常型軟骨肉腫　Conventional chondrosarcoma, **中分化，低分化**　Grade 2, grade 3 9220/3　図31～37

通常型軟骨肉腫のうち，高分化軟骨肉腫 chondrosarcoma, grade 1 については，WHO分類第4版（2013年版）では，異型軟骨腫瘍／高分化軟骨肉腫 Atypical cartilaginous tumor/Chondrosarcoma grade 1 9222/1 として，中間性（局所侵襲性）Intermediate (locally aggressive) に入れてあるが，病変の理解を容易にする意味で，説明の便宜上，通常型軟骨肉腫全体として記載する。

腫瘍性の軟骨を形成するが，腫瘍性骨・類骨形成を示さない骨原発悪性腫瘍で，成人の中心骨格寄りに大きな有痛性の病変としてみられることが多い。Low gradeの病変（異型軟骨腫瘍／高分化軟骨肉腫 Atypical cartilaginous tumor/Chondrosarcoma grade 1 9222/1）では良性との鑑別が難しいことが多く，画像所見が診断上，極めて重要である。①大腿骨・骨盤骨・上腕骨・肋骨等の大きな骨，②有痛性，③成人になっての急速な増大，④8 cm を超える大きさ，等の所見は悪性を示唆する。占拠部位により，中心型 central type と辺縁型 peripheral type とに分類する。骨表に限局する骨膜性軟骨肉腫 periosteal (juxtacortical) chondrosarcoma は極めて稀であり，辺縁型には骨軟骨腫の悪性化例も含まれる。

全骨腫瘍の約6～22％，悪性骨腫瘍の約11～16％とされ，悪性骨腫瘍の中では，形

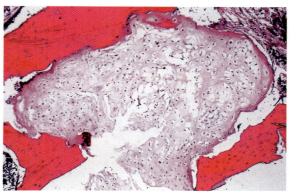

図31 Chondrosarcoma (grade 1)
骨梁破壊性浸潤。

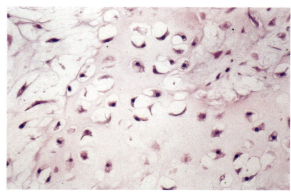

図32 Chondrosarcoma (grade 1)
粘液変性を背景に異型核がみられる。

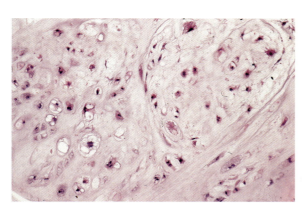

図33 Chondrosarcoma (grade 1)
このように比較的容易にchondrosarcomaとみえる組織像の場合はgrade 2の可能性も念頭に置く。

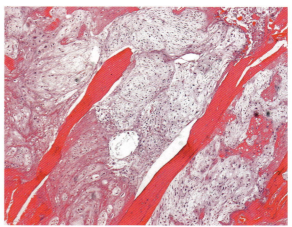

図34 Chondrosarcoma (grade 2)
浸潤により，既存の骨梁のencasementを伴う。

質細胞腫と骨肉腫とに次ぐ。30〜60歳に好発し，20歳以下には少ない。男：女≒1.5〜1.9：1である。手足の小さな骨・顎骨・頭蓋骨には稀であるが，手足の骨にも稀に軟骨肉腫の報告があり，肺転移による死亡例も報告されている。局所の腫脹と痛みがみられ，稀に病的骨折を起こすことがある。一次性primaryと二次性secondaryとに分けられ，二次性軟骨肉腫については後述する。

肉眼的には正常軟骨様の灰白淡蒼白調で，石灰化を伴うこともある。軟骨病変に小嚢胞を作るような粘液変性を見たら，まず悪性を疑う。通常はgrade 1，2の異型に止まることが多く，軟骨性基質もしくは軟骨様基質に埋まって腫瘍細胞が増生する。細胞密度の上昇，細胞の無秩序な群がり合い，基質の粘液変性，細胞の多形性，大型細胞，核異型，核濃染，二核細胞等により良性軟骨腫と区別されるが，骨梁を取り込み破壊しながら骨髄腔内に浸潤する像が最も確実な悪性所見である。核分裂像は稀で，

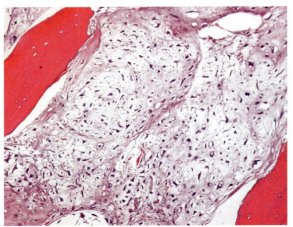

図35 Chondrosarcoma (grade 2)
骨梁間浸潤像。

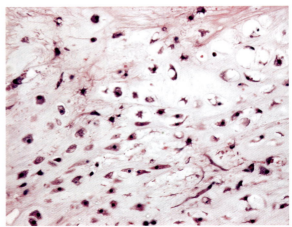

図36 Chondrosarcoma (grade 2)
核異型・粘液変性を伴い，悪性所見が明瞭である。

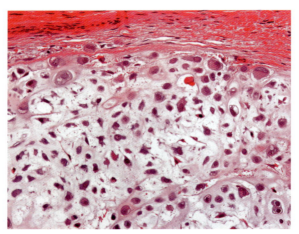

図37 Chondrosarcoma (grade 3)
骨肉腫と異なり，腫瘍先進部で類骨形成や，紡錘形細胞肉腫の所見を呈さない。

石灰化や骨化を伴う場合があるが，基質を伴わずに腫瘍細胞が密に増生したり，紡錘形細胞の増生を呈することはない。Grade 3 の所見は稀で，grade 4 の未分化肉腫の所見はみられない。

　手足の小さな骨，特に手指・足趾では，軟骨肉腫の診断基準が他の骨と異なり，①骨外進展を伴う，②grade 2 以上の異型を伴う，などの場合にほぼ限られるとみてよい。

　免疫染色では S-100 protein，SOX9，D2-40 などが陽性の場合が多く，ADAM28・MMP9・MMP18（disintegrin and metalloproteinases）の発現も報告されている。約20％の症例では，IDH1 R132H 抗体により，IDH1（isocitrate dehydrogenase 1）の

突然変異が認められる。分子遺伝学的には，IDH1/IDH2 の突然変異が，一次性，二次性，骨膜性のそれぞれにおいて，30〜100％程度に報告されている。CDKN2A の突然変異は示されていない。染色体異常，c-myc の増幅，c-erbB-2 の発現等の報告があるほか，低分化型では p53 の過剰発現もあるとされる。

　内軟骨腫と low grade の通常型軟骨肉腫との組織学的鑑別はしばしば難しく，特に基質の粘液変性を見逃さないことが重要なポイントであり，最も確実には髄腔内や皮質骨内への浸潤が鑑別点だが，現実には画像所見が決め手になるといってよい場合が多い。通常型軟骨肉腫は原則として基質形成を伴い比較的 low grade であるので，① 軟骨性腫瘍が部分的にでも grade 3〜4 の異型を示したり紡錘形細胞肉腫の所見を呈する場合は軟骨形成骨肉腫や脱分化型軟骨肉腫の可能性，② 血管外皮腫様の小円形細胞の増生を伴う場合は間葉性軟骨肉腫の可能性，③ 胞体の明るい細胞が敷石状に増生する時は淡明細胞型軟骨肉腫の可能性，をそれぞれ考える。

　粘液変性を伴った low grade の軟骨肉腫が誤って軟骨粘液線維腫と診断される場合があるが，軟骨粘液線維腫は極めて稀な腫瘍で，組織学的には特徴的な分葉状構造を呈する。小児にも稀に通常型軟骨肉腫がみられ，予後が悪いという報告もあるが，小児では軟骨芽細胞型骨肉腫の方が軟骨肉腫に比べ遙かに頻度が高いので，小児の軟骨肉腫として報告される症例のなかに軟骨芽細胞型骨肉腫が含まれている可能性についても考慮する必要がある。

画像所見　図 38・39

　中心性軟骨肉腫は骨盤，大腿骨近位・遠位，上腕骨近位，肋骨に好発し，長管骨では骨幹端，骨幹部に発生する。単純 X 線像では地図状の骨破壊像を示し，点状・斑状・環状の石灰化を伴うことが多い。骨皮質内部の侵食像（endosteal scalloping）を認めることが多い。反応性に骨皮質の肥厚を示すものがあるが，骨膜反応を伴うことはほとんどない。悪性度の高い腫瘍では，浸潤性の骨破壊を示し，石灰化も乏しい。

　CT では細胞外マトリックスの石灰化をよく描出できる。MRI により腫瘍の拡がりを捉えることができ，軟部進展の有無も評価できる。また硝子軟骨や粘液様変性を反映して T2 強調像で高信号を呈し，石灰化部分は低信号となる。辺縁や隔壁様構造が分葉状に造影される。MRI は低悪性度と高悪性度部分の鑑別にも有用である。

　骨表面・骨膜から発生する骨膜性軟骨肉腫は上腕骨や大腿骨遠位の骨幹端部の骨皮質上に発生することが多い。単純 X 線像，CT では典型的な軟骨性の石灰化や腫瘍周囲の石灰化をみることがある。MRI の T2 強調像では高い信号強度を示す腫瘍を骨皮質上に認め，大きさは 5 cm 以上のことが多く，骨髄内進展は一般的に認めない。

　二次性軟骨肉腫は発生部位から辺縁型に分類され，骨軟骨腫の軟骨帽より生じ，骨盤や肩甲帯に発症することが多い。単純 X 線像では不規則な石灰化を認めることがあり，MRI T2 強調像にて軟骨帽の厚みが厚くなると二次性軟骨肉腫の発生を疑う。

1-10-2　二次性軟骨肉腫　Secondary chondrosarcoma

軟骨肉腫のうち 10〜20％は多発性骨軟骨腫や内軟骨腫に引き続いて発生するとさ

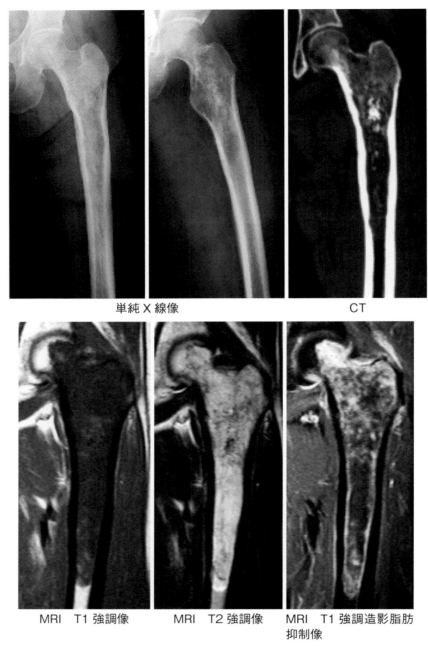

単純X線像　　　　　　　　　　　　　　　　CT

MRI　T1強調像　　　MRI　T2強調像　　　MRI　T1強調造影脂肪抑制像

図38　軟骨肉腫の画像所見①

れ，単発性軟骨病変の悪性化は稀である．骨軟骨腫の悪性化については多発性骨軟骨腫の項で述べる．軟骨性病変の大きさが成人になって増大したり，症状が変化・増悪した時は悪性化を念頭に置いておく必要があるが，組織学的には low grade で診断の難しい場合が多い．通常型軟骨肉腫に比べ好発年齢が低いとされるが，予後は比較的

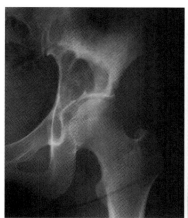
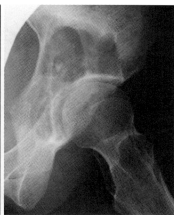

単純 X 線像

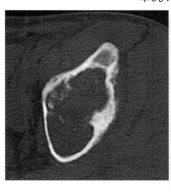
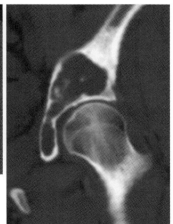

CT

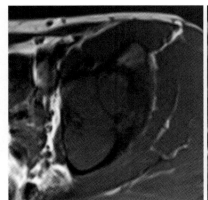
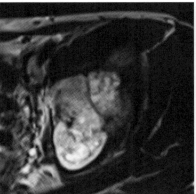
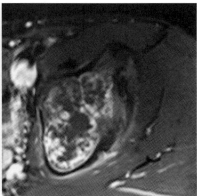

MRI　T1 強調像　　　　　　　MRI　T2 強調像　　　　　　MRI　T1 強調造影脂肪抑制像

図 39　軟骨肉腫の画像所見②

良好である。

1-10-3 骨膜性軟骨肉腫　Periosteal chondrosarcoma（Juxtacortical chondrosarcoma）

骨表在性軟骨病変は，たとえ細胞異型を伴ってもほとんどが良性の骨膜性軟骨腫であるが，極めて稀に軟骨肉腫が骨表面にみられ，よく分化した分葉状の軟骨より成り，腫瘍性の骨・類骨形成を示さない。若年成人の男性に多い。長管骨，特に大腿骨骨幹部に好発する。画像診断が重要であるが，周囲への浸潤像が診断の決め手である。髄腔発生の通常型軟骨肉腫に比べ予後が良いとされるが，稀に遠隔転移が報告されている。

WHO 分類第1版（1972年版）や，それを基準とした報告例で，骨膜性軟骨肉腫 periosteal chondrosarcoma とされていたものは現在ではむしろ骨膜性骨肉腫 periosteal osteosarcoma に当たると考えられ，主として中等度に分化した通常型の軟骨芽細胞型骨肉腫が骨表面に限局して増生する。骨軟骨腫の悪性化による二次性の末梢型軟骨肉腫（peripheral）exotic chondrosarcoma は多発性遺伝性骨軟骨腫に続発することが多い。

1-10-4 脱分化型軟骨肉腫　Dedifferentiated chondrosarcoma 9243/3　図40

低悪性度の通常型軟骨肉腫もしくは境界性軟骨腫瘍と共に，線維肉腫・骨肉腫・未分化高悪性度多形肉腫等の「軟骨性性格を全く示さない」高悪性度肉腫が存在する病変で，「通常型軟骨肉腫が low grade から high grade へと変わった」ものではない。「脱分化」という表現を避け "chondrosarcoma with additional mesenchymal component" と呼ぶ，という意見もある。全軟骨肉腫中の約11％前後とされる。通常型軟骨肉腫と同じく，骨盤骨，大腿骨近位，上腕骨近位等に好発する。40〜70歳に多く，男：女≒1〜1.8：1である。軽度の腫脹や痛みが比較的長く経過し，最近になって急に症状が進む場合が多い。予後は極めて不良で，早期に肺転移をきたす。

組織像では低悪性度もしくは境界性軟骨腫瘍と高悪性度の紡錘形・多形細胞肉腫とが突如として切り替わる。軟骨部分は病変の中心部にみられるのが一般的であるた

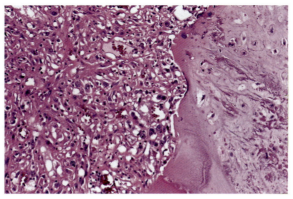

図40　Dedifferentiated chondrosarcoma
高分化軟骨腫瘍と未分化肉腫とが突然切り替わる。

め，病変の辺縁から生検された場合は骨肉腫・線維肉腫・未分化高悪性度多形肉腫等と診断されてしまう可能性もある．骨巨細胞腫様の所見を呈する場合もある．極めて稀に扁平上皮癌様の上皮性構造を伴う症例が報告されているが，肉腫様紡錘形細胞癌の転移との鑑別は極めて困難である．

高悪性度肉腫の広範な増生のために low grade の軟骨腫瘍が見つけ難くなることもあるので，もし腫瘍全体が未分化肉腫により完全に置き換えられてしまうと，脱分化型軟骨肉腫の可能性については推測のみにとどまることになる．高齢者の骨盤骨等，軟骨肉腫の好発部位で骨外へ広範に進展した腫瘍が，骨肉腫・線維肉腫・未分化高悪性度多形肉腫様の未分化肉腫の組織所見を呈した場合は，脱分化型軟骨肉腫の可能性も考慮する必要がある．梗塞像を伴う場合もあり，「骨梗塞に続発した未分化高悪性度多形肉腫」と診断されていたものの中には脱分化型軟骨肉腫が含まれている可能性もある．転移巣では未分化肉腫の所見のみが認められるのが通例である．

IDH1 R132H 抗体により 20％ 以下で IDH1 突然変異が認められる．未分化肉腫の部分では表現型に応じて，免疫染色の所見も多様で，CK, desmin 等が陽性となる場合もある．IDH1/IDH2 遺伝子のヘテロ接合性体細胞突然変異が約 50％ にみられる．軟骨性腫瘍と未分化肉腫との双方に共通する TP53, IDH1 の突然変異がみられる点などより，両成分の発生が共通する一方，他の locus での遺伝子異常の違いなどにより，腫瘍発生の初期に両者の成分が既に分かれていることも推察されている．

通常型軟骨肉腫は紡錘形肉腫や grade 4 の未分化肉腫の所見を伴わないので，通常の軟骨肉腫に加え，未分化紡錘形細胞肉腫が認められれば脱分化型軟骨肉腫との鑑別診断は容易である．軟骨形成骨肉腫は若年者の長管骨の骨幹端部に多く，high grade の軟骨性腫瘍から紡錘形細胞肉腫や多形細胞肉腫へと連続性になだらかに移行する．

一般に high grade の軟骨性腫瘍の組織像をみた場合は軟骨形成骨肉腫の可能性も疑う必要がある．線維肉腫や未分化高悪性度多形肉腫には腫瘍性軟骨はみられない．間葉性軟骨肉腫の未分化肉腫の部分は多形細胞肉腫ではなく Ewing 肉腫様の小円形細胞肉腫であり，しばしば血管外皮腫様配列を伴う．

画像所見　図 41

線維肉腫・骨肉腫などの高悪性度未分化肉腫部分と低悪性度の軟骨肉腫部分の構成割合によって画像所見が異なる．骨盤，大腿骨近位，上腕骨近位に多く発生する．

低悪性度軟骨肉腫が中心に存在し，高悪性度肉腫が周囲に存在することが多いため，典型像では，単純 X 線像では病変中心近くに点状・輪状の石灰化を，その周囲に石灰化を伴わない骨融解性病変，骨皮質の破壊を呈する．高悪性度未分化肉腫の成分が少ない場合は，低悪性度軟骨肉腫の単純 X 線像と類似の所見を呈するため，脱分化型軟骨肉腫との鑑別が困難となる．

CT では石灰化を呈する低悪性度の部分と骨融解像を呈する高悪性度の部分をより正確に評価できる．

MRI では低悪性度成分は軟骨を反映して T2 強調像で高信号を，高悪性度部分は未分化肉腫成分によって異なった信号を呈する．MRI により高悪性度腫瘍の骨外軟部への進展度を正確に評価できる．

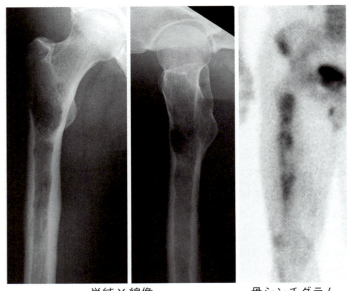

単純X線像　　　　　　骨シンチグラム

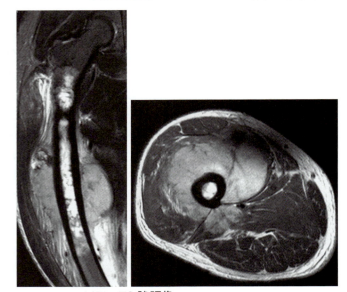

MRI　T2強調像

図41　脱分化型軟骨肉腫の画像所見

1-10-5　間葉性軟骨肉腫　Mesenchymal chondrosarcoma 9240/3　図42・43

Ewing肉腫様や血管外皮腫様の未分化小円形細胞肉腫と，低悪性度の軟骨形成とが共存する稀な腫瘍で，通常型軟骨肉腫に比べ比較的発症年齢が低く10～30歳に多く，男：女≒1～1.3：1である．顎骨・肋骨に比較的多く，骨盤骨・脊椎骨・大腿骨等にもみられる．全体の約1/3は髄膜・脊柱周囲・眼窩等の軟部に発生する．ごく稀に多発することがある．画像的・肉眼的に石灰化を伴うことが多い．

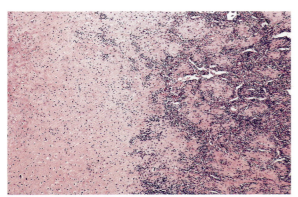
図 42　Mesenchymal chondrosarcoma

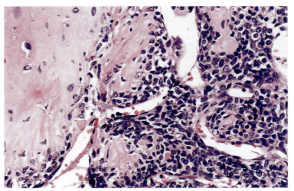
図 43　Mesenchymal chondrosarcoma
高分化軟骨性腫瘍と小円型細胞増生との移行部。

　組織像は，未分化小円形細胞の密な増生と，高分化もしくは一見，良性にもみえる島嶼状の軟骨形成との二相性増生を呈し，小円形細胞肉腫は多くが Ewing 肉腫様だが，ときにはいくぶん紡錘形を呈する場合もあり，しばしば血管外皮腫様配列を示す。軟骨性基質形成の程度はさまざまで，石灰化や骨化も伴う。間質が硝子化様に好酸性を帯びて類骨状にみえる場合もある。両者の組織像は急に切り替わることが多い。核分裂像や多核巨細胞は稀である。
　小円形細胞成分は SOX9, vimentin, Leu 7 が陽性，FLI-1 が陰性で，CD99, desmin が陽性の場合もあるが，CD45 は陰性である。軟骨部分は S-100 protein 陽性とされる。HEY1-NCOA2 融合遺伝子が証明される点で他の軟骨肉腫の亜型とは異なり，IDH1, IDH2 の点突然変異も認められない。しばしば緩徐な経過をたどるが，長期的予後は不良で，初発後数十年後に転移再発をみる場合もある。若年例・顎骨例などは予後改善因子とされる。

1-10-6　淡明細胞型軟骨肉腫　Clear cell chondrosarcoma 9242/3　図 44・45
　広く明るい胞体を持った円形細胞が敷石状に増生し，しばしば類骨・骨梁が散在する。軟骨芽細胞腫のより aggressive な一型，もしくは悪性型とみる立場もある。極めて稀で全軟骨肉腫中の約 2% とされる。軟骨芽細胞腫と同様の分布を示し，長管骨の骨端部，特に大腿骨近位・上腕骨近位・脛骨近位に好発する。20～40 歳に多く，男：女≒2：1 である。比較的長い経過で緩徐に増大し，痛みを伴うことが多い。
　肉眼像は充実性でときに囊胞状変化を伴う。軟骨そのものはあまり目立たない。組織像では，明るく広い胞体の中央に核が位置する細胞境界の明瞭な円形細胞が敷石状に増生し，しばしば類骨片，骨梁片や多核巨細胞が散在する。核の異型性，多形性は軽度で，核分裂像は稀である。動脈瘤様骨囊腫状の変化を伴う症例もある。部分的に軟骨性基質を伴ったり，grade 2 の通常型軟骨肉腫の像が併存する場合が多い。免疫染色では S-100 protein が陽性であるとされ，上皮性マーカーである AE1/3, CK7, CK8, CK18 が陽性となる場合や，ADAM28, MMP9, MMP18 の発現も報告されている。CDKN2A の発現はみられず，IDH1, IDH2 の突然変異も認められない。高悪

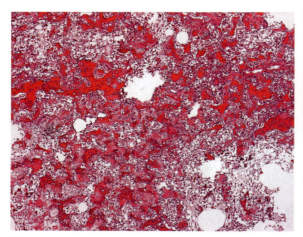 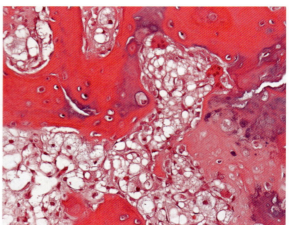

図 44　Clear cell chondrosarcoma
典型的には軟骨よりも骨形成を伴う。

図 45　Clear cell chondrosarcoma
胞体の明るい細胞の敷石状増生。

性度肉腫への脱分化（dedifferentiated clear cell chondrosarcoma）が報告されている。
　軟骨芽細胞腫の細胞は胞体が淡好酸性で明るい空胞状にはならない。骨芽細胞腫も梁柱状の類骨・骨形成を伴うが，胞体の明るい細胞の増生は稀である。通常型軟骨肉腫は多核巨細胞に欠ける。腎癌の転移は骨梁・類骨形成を伴わない。

画像所見　図 46
　四肢の長管骨，特に大腿骨近位に好発する。次いで上腕骨近位に多いが，体幹骨に発生することもある。
　単純 X 線像では骨端を中心に石灰化を伴う骨透亮像を呈する。境界は比較的明瞭であり，骨皮質破壊を伴うことは少ない。
　CT でも同様に石灰化を伴う病巣を呈する。
　MRI では T1 強調像で低信号，T2 強調像で高信号を呈するが，石灰化の部分は低信号域として描出される。好発部位から，軟骨芽細胞腫や骨巨細胞腫との鑑別が問題となる。

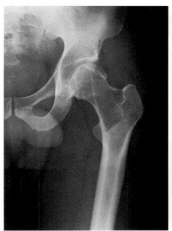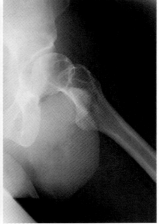

単純X線像

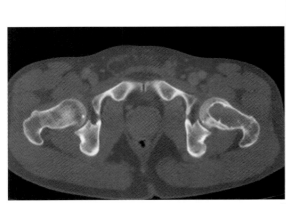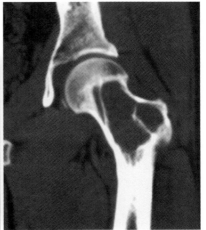

CT

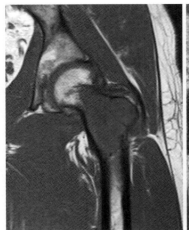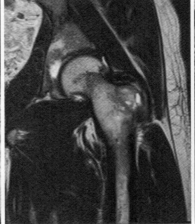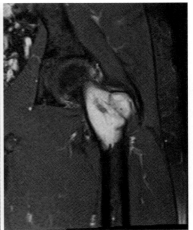

MRI　T1強調像　　　　　　MRI　T2強調像　　　　　　MRI　T1強調造影脂肪抑制像

図46　淡明細胞型軟骨肉腫の画像所見

2 骨形成性腫瘍　Osteogenic tumors

　腫瘍細胞が骨もしくは類骨基質を産生する骨形成性腫瘍のうち，類骨骨腫と骨芽細胞腫とは組織像に共通する点も多く，鑑別基準が未だに一定しない面もあり，部位・大きさ・画像所見・臨床症状等により，むしろ臨床的に区別される場合もある。悪性骨形成性病変は骨肉腫として定義される。良性腫瘍の悪性転化はほとんどない。いわゆる悪性骨芽細胞腫 aggressive (malignant) osteoblastoma については，WHO 分類に従い，そのような項目を立てていない。

良性　Benign

2-1　骨腫　Osteoma (ivory exostosis, enostosis, bone island)　図47・48

　骨表もしくは骨内にみられる結節性骨硬化巣で，組織学的には成熟・硬化した層板骨の骨梁よりなる compact type のものが大部分だが，骨軟骨腫様の medullary bone の突出 (cancellous type) もみられる。大多数は膜性骨化の部位，特に下顎骨・上顎骨・頭蓋骨内面に生じ，副鼻腔内に突出することも多い (conventional osteoma)。顔面骨では線維性異形成等の fibro-osseous lesion の陳旧化による骨化巣も含まれている可能性があり，全体の spectrum を "fibro-osseous dysplasia" と総称する意見もある。また頭蓋骨の骨腫は髄膜腫の浸潤に伴った反応性病変も含む可能性がある。多発性骨腫が消化管 polyposis や軟部腫瘍を伴う Gardner 症候群の一部の場合もある。ごく稀に長管骨や扁平骨の表面にも生じる (parosteal or juxtacortical osteoma)。顔面骨外の髄腔内に生じた場合は medullary osteoma (bone island, enostoma, enostosis) とも呼ばれ，hamartoma とされる場合もある。無症状で偶然に見つかり，特に治療を要しない場合が多い。

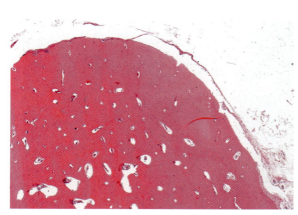

図47　Osteoma, compact type
緻密な骨質の形成。

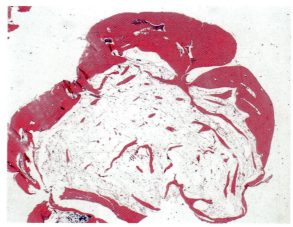

図48　Osteoma, cancellous type
骨軟骨腫様の隆起。

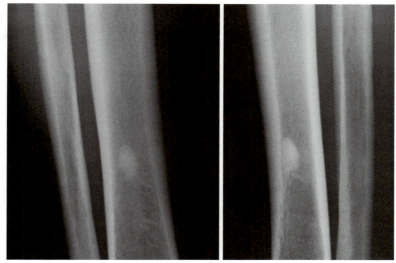
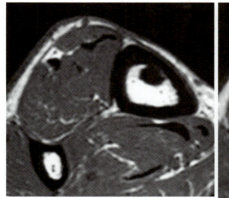
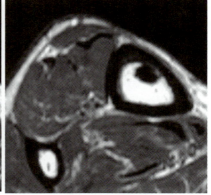

単純X線像

MRI　T1強調像　　　　MRI　T2強調像

図49　骨島の画像所見

骨島の画像所見　図49

頭蓋骨や大腿骨に好発する。画像上均一で皮質骨と同等の硬化像を示す。

骨腫では骨外に膨隆することが多いが，周辺軟部組織への浸潤はなく，境界は明瞭である。

骨島では髄内に類円形の均一な硬化像を呈する。ほとんどは2cm以下のサイズであるが，稀に2cmを超える大きなものもみられ giant bone island と呼ばれる。MRIでは硬化像を反映しT1強調像，T2強調像で低信号を呈する。

2-2　類骨骨腫　Osteoid osteoma 9191/0　図50・51

10代に多く，男：女≒2〜3：1である。長管骨の骨幹・骨幹端部の骨皮質に好発し，大腿骨転子部・転子間部・脛骨等にみられるほか，脊椎骨では椎体よりも後部に多く，手足の骨にもみられる。胸骨や鎖骨には稀である。稀には関節内の骨端部にも

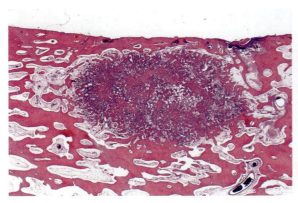
図50 Osteoid osteoma, nidus

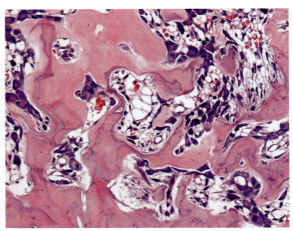
図51 Osteoid osteoma

みられることがある．非ステロイド系抗炎症薬に反応する夜間痛が特徴的で，痛みの原因は不明であるが，腫瘍細胞から prostaglandin E2 が産生されるという報告もある．

　肉眼的には皮質骨内に赤色髄様の小結節として認められるが，ときには提出された検体内に組織学的に腫瘍が見つからない場合もあるので，切り出しは慎重に行う必要がある．組織像は類骨の形成が規則的で，細く小さい傾向があり，あたかも，正常の骨（梁）内に縮尺の一・二桁違う箱庭状のミニ骨（梁）が嵌め込まれているようにみえる．骨化・石灰化の程度はさまざまである．骨梁間質は肉芽状で細胞・血管に富む．周囲の骨組織との境界は比較的明瞭で骨硬化を伴うことが多い．

　類骨骨腫と骨芽細胞腫との鑑別は主として大きさで行い，径が 1～2 cm の間で両者を分け，1 cm 以下は類骨骨腫，2 cm 以上は骨芽細胞腫とする立場が一般的であるが，1.5 cm で両者の間に線を引く立場もある．周辺骨硬化や特徴的な夜間痛等の所見も総合して判断する必要がある．

　脊椎骨では骨芽細胞腫の頻度の方がより高いとされているが，類骨骨腫と骨芽細胞腫との鑑別基準が報告者により異なっている場合もあるので，文献的な頻度は確実ではないかもしれない．疲労骨折や Brodie 膿瘍が類骨骨腫様の臨床・画像所見を呈することがあるが，組織像は肉芽状で骨化，類骨形成を示さない．線維性異形成等の fibro-osseous lesion でもときに類骨骨腫様の組織像を示すことがあるが，特徴的な痛みはみられない．bone island は画像的には硬化像のみで透亮像に欠け，夜間痛などの臨床症状にも乏しい．

画像所見　図52・53

　下肢の長管骨，特に大腿骨・脛骨に好発する．単純 X 線像では腫瘍本体の小透亮像 nidus と周辺の骨変化が病変として捉えられる．Nidus は約 1.5 cm 以下の円形から卵円形の骨透亮像として認められる．骨皮質に病変が存在する場合，広範囲に著しい骨硬化が認められ骨膜反応も認められる．Nidus は必ずしも骨硬化の中央にあるわけではなく，偏在することもある．骨膜下に病変がある場合は硬化性反応に乏しく，nidus 直下に溶骨

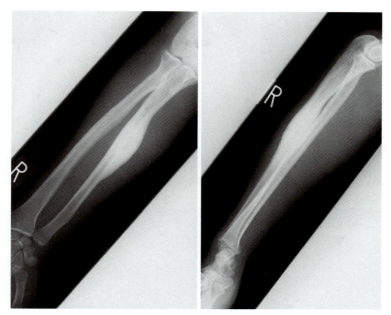

図52　類骨骨腫の画像所見① 単純X線像

性変化をきたすことがある。Nidusを認めることが本疾患の確定診断となるので，そのため各種断層撮影を用いることもある。しかし，明瞭なnidusを認めない場合もあり，そのような例ではsclerosing osteomyelitisやstress fractureとの鑑別が困難となる。

　CTにおいても硬化像に囲まれたnidusとして認められる。この透亮部の中に高吸収の石灰化を伴う場合がある。このnidusは血管に富み，造影後濃染するのが特徴である。nidusは通常1.5 cm以下と小さいため，これを描出するには，CTにて連続した薄い断面を撮像する必要がある。

　MRIではnidusは，T1強調像で低〜中等度の信号を示し，T2強調像では中〜高信号を示す。周囲の反応性硬化域はT1強調像・T2強調像とも低信号を示す。また，周囲骨髄には広く浮腫像を認めることがあり，STIR像や脂肪抑制T2強調像がその描出に優れる。関節内類骨骨腫の場合は，MRIでは滑膜炎と関節液貯留の所見を認めることがある。

中間性（局所侵襲性）Intermediate (locally aggressive)

2-3　骨芽細胞腫　Osteoblastoma 9200/0　図54・55

　類骨骨腫に比べ約1/4と少なく，30歳以下の男性に多い。脊柱，仙骨を主とする中心骨格発生が約半数を占め，脊椎骨の後方成分に多い。長管骨骨幹部，扁平骨，手足の骨等にもみられる。顎骨に生じる骨形成性病変はosteoblastoma-cementoblastoma group of jaw bonesとして考えた方が理解しやすいと思われる。類骨骨腫にみられる典型的な痛みは原則としてみられないが，脊椎骨に生じた場合は，神経症状が出ることがあり，稀に，腫瘍性骨軟化症oncogenic osteomalaciaを伴う症例も報告されているが，これはphosphaturic mesenchymal tumorsの一型とみるほうが妥当であろう。

120　Ⅷ　骨腫瘍の病理

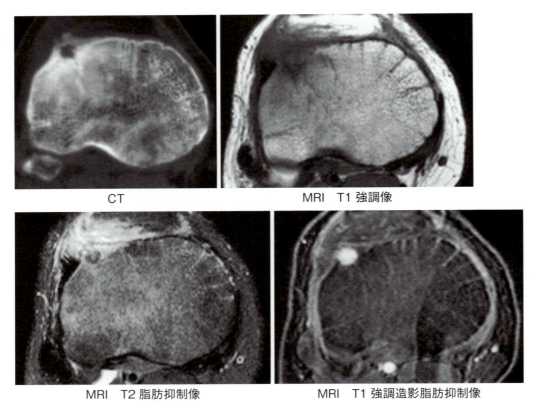

CT　　　　　　　　　　　　　MRI　T1強調像

MRI　T2脂肪抑制像　　　　　　MRI　T1強調造影脂肪抑制像

図53　類骨骨腫の画像所見②　脛骨近位

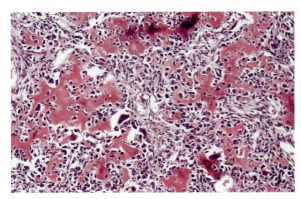

図54　Osteoblastoma
骨芽細胞は骨梁周囲を縁取る。

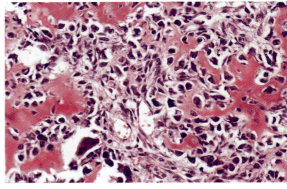

図55　Osteoblastoma
血管周囲は浮腫状である。

大きさは2cm以上，通常は3〜10cm程度である。

　組織像は基本的に類骨骨腫と同様で，細胞に富む骨梁間質は中心部の血管と辺縁を取り囲む骨梁とを構造単位とする一種のorganized structureをなし，中心部の血管周囲はむしろ浮腫状で，周辺部に向かい骨梁に近づくにしたがって細胞密度が増し，骨梁に接する部分では骨芽細胞が密に配列する，という顕微鏡レベルでのzonationもしくは組織学的なpolarityともいうべき所見を呈する．病変全体としても辺縁での成熟傾向がみられることが多く，ルーペ像レベルでもzonationの傾向がある．全体として血管に富み肉芽性変化が目立つが，紡錘形細胞の単調な増生は認められず，周囲の非腫瘍部骨梁内にも浸潤しない．現時点では特異的な免疫組織化学的，遺伝学的所見に乏しい．

　病巣掻爬のみの治療では再発の可能性が高い．骨芽細胞腫が骨肉腫へ転化したとされる症例は実は当初から骨肉腫であった可能性がある．

　類骨骨腫との鑑別については，①夜間痛などの典型的な臨床所見，②画像上典型的な皮質内局在，③中心部の硬化巣niudsをとりまく輪状の透亮像，④周囲の骨硬化，等が揃っている場合は原則として類骨骨腫とするが，最も重要な鑑別点は大きさで，直径1.5cmを超えるものを骨芽細胞腫とする意見が優勢である．骨芽細胞腫様骨肉腫（osteosarcoma resembling osteoblastoma, osteoblastoma-like osteosarcoma）は通常型骨肉腫に典型的な，壊死巣，異型核分裂像，悪性の軟骨形成等の所見に欠けるものを指すが，骨芽細胞腫と異なり辺縁での成熟傾向に欠け周囲へと浸潤する．骨芽細胞腫でも病変のacitivityの高い例では細胞が一見，atypicalにみえる時もあり，個々の細胞の異型性のみでは良悪性の判断に迷う場合もあるので，弱拡大での病変の構築に注目し，血管を中心とし骨梁に取り囲まれた細胞性間質での細胞の分布に，骨梁に近づくにしたがって細胞密度が増すという骨芽細胞腫にみられるような「傾き」がなく，骨梁間を埋め尽くすように腫瘍細胞が単調に増生する場合は，骨肉腫の可能性を考える必要がある．良悪性の最も重要な鑑別点は周囲骨組織への浸潤の有無である．いわゆる「悪性骨芽細胞腫」についてはその存在・定義について異論があり，現時点では確実な診断根拠は明らかではない．

悪性　Malignant

　悪性骨形成性腫瘍は「腫瘍性の骨・軟骨形成もしくは類骨基質形成を示す悪性腫瘍」と定義され，骨肉腫と呼ばれる．形質細胞腫に次いで多い代表的な悪性骨腫瘍である．単一の病変ではなく，変化に富む多様な病像を示す．臨床的，画像的・顕微鏡的な所見に基づくいくつかの亜型を理解することは，骨肉腫の病理像の多様性を把握する意味では意義があるが，すべての亜型が予後の違いを示すわけではない．顎骨の骨肉腫が通常型骨肉腫に比べ一般に予後が良く，頭蓋骨の骨肉腫が極めて予後不良である例のように，部位による違いが予後判定に大切な場合がある．

　骨肉腫の大部分を占める骨内骨肉腫は古典的な通常型骨肉腫を典型としてほとんどが髄腔に生じ，通常型骨肉腫の外，血管拡張型骨肉腫 telangiectatic osteosarcomaや

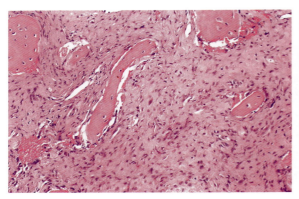
図56　Intraosseous well-differentiated (low-grade) osteosarcoma
紡錘形細胞の単調な増生が骨梁間を埋め尽くす。

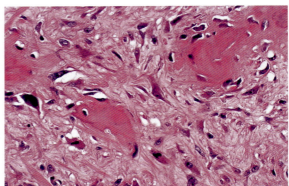
図57　Intraosseous well-differentiated (low-grade) osteosarcoma
紡錘形細胞に核異型・核分裂像がみられる。

　円形細胞（小細胞）骨肉腫 round (small) cell osteosarcoma は共に予後および治療法でのはっきりとした違いをもった亜型というよりも，通常型骨肉腫が示す多彩な病像のうちの特徴ある変化の一つと考えられ，骨肉腫の組織像の拡がりを理解するうえでは重要である。骨皮質内骨肉腫 intracortical osteosarcoma は極めて稀である。以上はどれも grade 3, 4 の高悪性度肉腫であるが，骨内高分化型骨肉腫 intraosseous well-differentiated (low grade) osteosarcoma (central low grade osteosarcoma) は低悪性度腫瘍である。

　骨肉腫のほとんどは骨髄腔内より発生するが，稀に長管骨の骨表面に限局もしくは主として骨表面に増生する形のものがあり，その組織学的特徴に従って，①傍骨性骨肉腫 parosteal osteosarcoma：主として高分化（線維形成）型骨肉腫の組織所見を示す，②骨膜性骨肉腫 periosteal osteosarcoma：中分化軟骨芽細胞型骨肉腫の組織所見を示す，③表在性高悪性度骨肉腫 high grade surface osteosarcoma：低分化もしくは未分化な通常型骨肉腫の組織所見を示す，の3型に分けられる。骨表在性病変を表すための修飾語としては，従来より juxtacortical, parosteal, periosteal 等が用いられてきたが，表在性骨肉腫に関する限り，これらの形容詞の使い分けは解剖学的な位置関係の違いを意味せず主として組織学的な差異に基づき，臨床的態度や予後もそれぞれの組織像に対応する。なお，WHO 分類第1版（1972年版）で骨膜性軟骨肉腫 periosteal chondrosarcoma と呼ばれていたものの多くは，今日では上記②の骨膜性骨肉腫に含まれると考えられている。この3型のいずれも本来の定義からは骨表面のみに限局し骨髄腔内に腫瘍のみられないものを指すが，上記①の傍骨性骨肉腫については髄腔内の一部に腫瘍のみられるものも含まれる場合がある。

2-4　骨内高分化型骨肉腫　Low grade central osteosarcoma 9187/3（Intraosseous well-differentiated osteosarcoma）　図56・57

　一見，反応性にみえる骨（もしくは軟骨）形成と比較的おとなしい線維性増生とを

基本とし，線維性異形成様を呈することもある病変で，ときに良性と見誤られることもある．必ずしも骨内に限局するということはなく，臨床像および画像所見は通常型骨肉腫に準じる．組織学的にも予後の点でも傍骨性骨肉腫と共通する点が多い．極めて稀で，全骨肉腫中約1〜2%とされる．臨床所見は通常型骨肉腫に準じるが，平均年齢が30歳前後と高く，男女差はない．大腿骨遠位，脛骨近位に多く，平均有症期間が10カ月〜1.8年と長い傾向がある．

　肉眼像では線維性で硬いことが多い．組織像では，①骨梁の増生が目立ち，櫛歯状に密に並び全体に硬化した印象を与える部分，②細胞密度の低い紡錘形細胞よりなる間質内に不規則な形のwoven boneが散在し，一見線維性異形成様にみえる部分，③膠原線維に富む背景内に紡錘形細胞が比較的密に増生し類腱線維腫desmoplastic fibroma様を呈する部分等が混在する．紡錘形細胞の核異型はごく軽度で，核分裂像は目立たない．骨・類骨産生の程度もさまざまである．生検での高分化型骨肉腫の診断は不可能な場合も多いが，弱拡大で病変全体の単調さを把握し，一見，類腱線維腫様の比較的密な線維性背景に線維性異形成様の骨梁がみえたら高分化型骨肉腫の可能性を念頭に置き，間質の紡錘形細胞については，①線維性間質が骨梁間をびっしり埋め尽くしていないか，②紡錘形細胞の密度が均等で，骨梁に近づくに従って細胞密度が増す傾向に乏しくないか，③紡錘形細胞が骨梁近くで骨梁周囲を回遊するような走行を示さず，骨梁に直接突き当たりそのまま乗り上げる（せめぎあう）ようにみえないか等に注目し，ほんのわずかの核異型，ごく少数の核分裂像も見逃さないように注意を払う必要がある．最も重要で唯一の確実な診断根拠は周囲組織への浸潤傾向で，画像所見との関連が極めて大切である．免疫染色で，MDM2, CDK4が陽性であり，他の線維形成性骨病変や，線維性異形成を含めた良性線維骨形成性病変benign fibro-osseous lesionsと鑑別されるとされる．染色体の12q13-15領域を巻き込むMDM2の発現増強がみられ，TP53突然変異に乏しく，通常型骨肉腫とは異なる性格が示唆されている．

　予後は比較的良好で，再発はあるものの転移は稀とされるが，約10〜15%にhigh-gradeの通常型骨肉腫の併発があるとされる．適切な初回手術が大切である．

　線維性異形成は境界明瞭で，骨，軟部への浸潤はなく，間質に浮腫，リンパ球浸潤，泡沫細胞浸潤，ヘモジデリン沈着などの二次的変化を伴い，免疫染色で，MDM2, CDK4が共に陰性とされる．類腱線維腫は骨形成を伴わず，やはり，免疫染色で，MDM2, CDK4共に陰性とされる．

2-5　通常型骨肉腫　Conventional osteosarcoma 9180/3　図58〜69
2-5-1　軟骨芽細胞型骨肉腫　Chondroblastic osteosarcoma 9181/3
2-5-2　線維芽細胞型骨肉腫　Fibroblastic osteosarcoma 9182/3
2-5-3　骨芽細胞型骨肉腫　Osteoblastic osteosarcoma 9180/3

　通常型骨肉腫は髄腔発生の高悪性度肉腫で，骨肉腫の典型としてその大多数を占める．骨Paget病や線維性異形成に伴う骨肉腫もここに含めるが，放射線照射に伴う

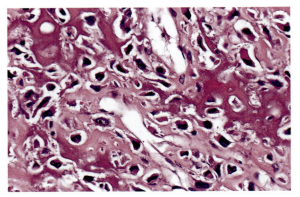

図 58　Conventional osteosarcoma
著明な骨・類骨形成。

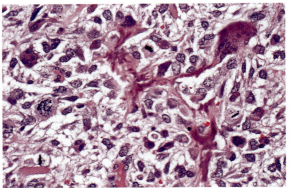

図 59　Conventional osteosarcoma
細胞間に滲み出す類骨。

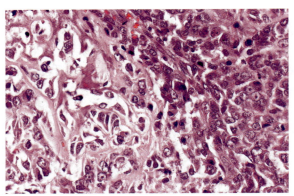

図 60　Conventional osteosarcoma
未分化円形細胞肉腫への移行。

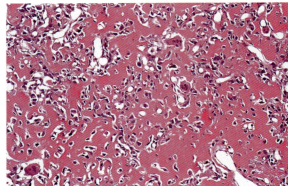

図 61　Conventional osteosarcoma
幅広・均質な骨形成。

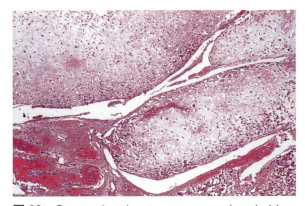

図 62　Conventional osteosarcoma, chondroblastic
小葉辺縁での骨形成。

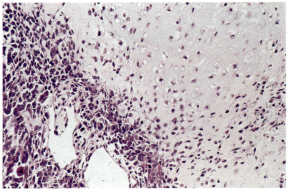

図 63　Conventional osteosarcoma, chondroblastic
high grade cell の混在。

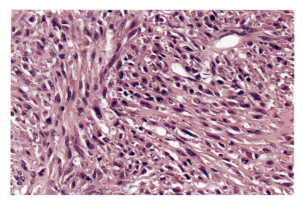

図64　Conventional osteosarcoma, fibroblastic
背景にわずかながら基質産生傾向がある。

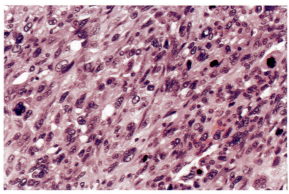

図65　Conventional osteosarcoma, fibroblastic
多形細胞の増生が目立ち malignant fibrous histiocytoma と診断されやすい。

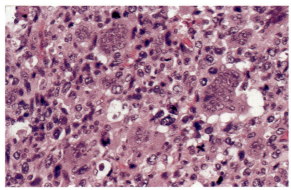

図66　Conventional osteosarcoma
多核巨細胞が混在し，誤って悪性骨巨細胞腫や malignant fibrous histiocytoma と診断されやすい。

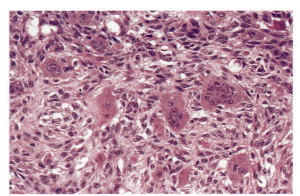

図67　Conventional osteosarcoma
骨巨細胞腫様の所見。

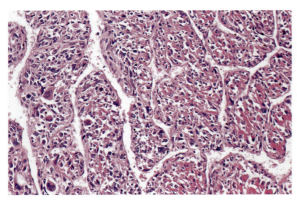

図68　Conventional osteosarcoma
血管外皮腫様の血管裂隙。

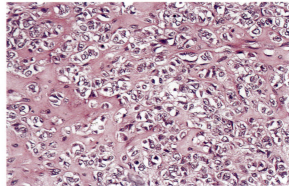

図69　Conventional osteosarcoma
上皮様配列。

ものは放射線照射後肉腫 postradiation sarcoma として，高分化型軟骨肉腫と共存するものは脱分化型軟骨肉腫 dedifferentiated chondrosarcoma として，それぞれ分類される。白血病等の悪性腫瘍に対する化学療法に伴うと思われる骨肉腫の例も報告されている。

　形質細胞腫を除けば，最も頻度の高い骨原発悪性腫瘍で，全骨腫瘍の約15%，悪性骨腫瘍の約20%に当たる。患者の約50～60%は10歳代で，特にその後半にピークがある。5歳以下および40歳以上には稀であるが，高齢者にみられる骨肉腫は骨 Paget 病や線維性異形成に続発した可能性もある。男：女≒6：4である。どの骨にも発生しうるが，長管骨の骨幹端部，特に大腿骨遠位，脛骨近位，上腕骨近位の順で全体の約60～70%を占め，約50～60%が膝関節領域に集中する。約10%は骨幹部にも認められるが，この場合は通常型よりもむしろ他の亜型の頻度が相対的に高くなる傾向がある。多くは単発であるが，同時性もしくは異時性の多発例もあり p53 遺伝子の異常も報告されている。同一骨内もしくは関節を越えて隣接する骨に病変が拡がる場合は"skip metastasis"と呼ばれる。痛みと腫脹のほか，関節運動制限，局所熱感，発熱等がみられることもあるが，いずれも非特異的である。外傷をきっかけにして発見されることも多いが，病的骨折は必ずしも伴わない。有症期間は数週～数カ月のことが多い。

　肉眼的には柔らかい髄様の部分，線維性の比較的密な組織，軟骨性の部分，不規則に骨化を伴い硬化した部分等が単独でもしくは種々の比率で混ざり合って存在し，しばしば軟部へ進展する。周囲との境界が見かけ上明瞭な場合もある。出血を伴った囊胞状の変化も出現頻度が高く，必ずしも血管拡張型骨肉腫を意味する所見とは限らない。軟骨が目立ち，軟骨腫瘍様にみえることもある。骨膜反応の部分を反応性骨形成とみなす記載もあるが，実際は腫瘍の骨外進展と区別がつかないことも多い。組織像の基本は「腫瘍性の骨・類骨（osteoid）形成を伴った肉腫」という古典的な記述に合致する grade 3 あるいは grade 4 の紡錘形，多形細胞肉腫であるが，組織像の幅は広く，一見反応性の骨形成もしくは線維化様の所見，骨・類骨形成の著しい硬化像，著明な軟骨形成，さらには基質形成をほとんど伴わない全くの未分化肉腫の所見に至るまで，腫瘍毎に，また同一腫瘍内でも部分により変化に富み，血管外皮腫様や上皮様にみえる場合もある。

　典型的な腫瘍性類骨は個々の腫瘍細胞間に滲み出るように布置される好酸性物としてみえ，通常全く均質ではなく，砂丘や山脈を直上から俯瞰するかのような尾根状の濃淡差を伴い，さらに石灰化による陰影も加わることがある。ときには類骨が骨梁状になり骨芽細胞腫に似る場合や，針金状に網目を形成する場合もある。

　腫瘍性類骨の確認はときとして困難であり，基質産生高悪性度肉腫としての細胞の性格を把握し，臨床・画像所見とも照らし合わせて診断するべきである。

　多核巨細胞の出現は必発に近く，核異型を伴う腫瘍性性格の明らかなものから破骨細胞状の反応性性格を示唆するおとなしいものまで，質的・量的にもさまざまで，一見，骨巨細胞腫様の像をも呈し得る。組織学的な優勢像に従い，骨芽細胞型 osteoblastic, 軟骨芽細胞型 chondroblastic, 線維芽細胞型 fibroblastic の三型に分けるが, 予後の差はない. 骨肉腫細胞は wide spectrum の多様な性格を示し免疫組織化学的に定義することは困難で, CK, EMA が陽性となることもある. 遺伝子異常も極めて複雑で, 現在も活発に検討が進められている.

治療は根治的手術がいまなお基本であるが, ほとんどは進行した状態で発見されるため, 初診時に既に微小肺転移があるものと想定しておく必要があり, 術前化学療法は特に重要である. 化学療法後の腫瘍壊死と予後とは相関するとされ, 90％以上が壊死に陥っていると予後が良いといわれるが, 細胞の生死の判定は難しい場合もあり, 疑わしい時は未だ生きているとみた方が安全であろう.

骨折仮骨や骨髄炎との鑑別では臨床所見および画像所見が役立つ. 反応性変化は病変が単調・一様ではなく, 顕微鏡的な zonation がしばしばみられる. 反応性の骨形成および類骨形成は一般に幅が広く trabecular であることが多い. 骨芽細胞腫での類骨や未熟な骨梁は幅が広く, 骨芽細胞に取り囲まれた骨梁と骨梁間間質との境界が比較的分明で, 全体として秩序だった増生（organized structure）を呈し, 骨肉腫の無秩序な増生とは異なる.

骨巨細胞腫も膝関節周囲に好発するが, 25歳以上に多く, 主として骨端部の溶骨像を呈し, 骨膨張性ではあっても骨膜反応や骨破壊や軟部への進展の所見に乏しい. 10歳代の骨幹端部病変で組織学的に一見, 巨細胞腫様を呈した場合はむしろ骨肉腫の可能性を念頭に置き, 単核細胞の性状を慎重に把握する必要がある. "悪性"骨巨細胞腫は極めて稀な病変で, たとえ多核巨細胞がいかに多くとも, 単核細胞が類骨形成を含め骨肉腫としての性格を示す場合は全体として骨肉腫と診断する.

通常型軟骨肉腫は30～50歳代の腸骨, 大腿骨近位, 肋骨等に好発し, 皮質骨の虫喰い状の破壊や不規則な石灰化をみることが多く, 骨膜反応に乏しい. 組織学的には軽度もしくは中等度（grade 1～2）の異型が普通で, 常に軟骨基質もしくはいわゆる chondroid matrix を伴う. 細胞間基質を伴わずに細胞が増生するのは, ①間葉性軟骨肉腫 mesenchymal chondrosarcoma において小円形細胞が血管外皮腫様配列を呈して密に増生する場合か, ②脱分化型軟骨肉腫 dedifferentiated chondrosarcoma において "軟骨性分化を示さない" 未分化紡錘形細胞肉腫が増生する場合かに限られるが, そのいずれも軟骨性成分は高分化もしくは境界悪性を示すのが普通である. 従って, もし異型の著しい grade 3～4 の軟骨性増生を若年者の骨幹端部にみた場合は, 軟骨芽細胞型骨肉腫の部分像ではないかと疑い, 腫瘍性類骨を詳細に検索する必要がある.

軟骨肉腫の軟骨性小葉の辺縁では軟骨性組織が非腫瘍性の線維性間質に直接に接するのが通例で, 特に病変の先進部ではその傾向が明瞭であるが, 軟骨芽細胞型骨肉腫では軟骨性小葉構造の辺縁部で細胞密度が増し類骨形成が明らかになることが多い. 軟骨性小葉を取り巻く紡錘形細胞の増生が単なる線維性間質ではなく線維芽細胞型骨肉腫の性格を示すことによっても鑑別可能である. 通常の免疫染色では骨肉腫に伴う軟骨形成の部分と軟骨肉腫との区別はつかない.

線維肉腫や骨未分化高悪性度多形肉腫 Undifferentiated high grade pleomorphic sarcoma of bone は年齢のピークが高く，骨膜反応に欠ける溶骨像を呈することが多い。類骨の見つけ難い症例では判断が難しくなるが，予後や治療に関しては線維芽細胞型骨肉腫との違いに乏しく，実地診療上は鑑別の必要性が少ないので，もし，臨床・画像所見が骨肉腫に合致し，組織像が類骨に乏しい紡錘形細胞肉腫の所見であった時は，実際問題としては骨肉腫として診療を進めてもよいであろう。

骨肉腫はときに一見，上皮性の配列を示し，逆に転移性癌の中にも一見，肉腫様の組織像や骨形成の著しいものがあるので，既往歴，年齢（60歳を超えたらまず癌転移を疑う），部位（脊椎骨，骨盤骨等での多発性病変の場合は転移の頻度が高い），画像所見（転移巣はしばしば骨膜反応に乏しい）等を参考とし，腎臓，肺，前立腺，甲状腺，膵臓体尾部等の原発巣の見つけ難い部位も含めて徹底的に検索する必要がある。CAM5.2, AE1/3, MNF116, CK 7, CK20, TTF-1, PSA, などの免疫染色はときとして原発巣の推定に役立つ。

画像所見 図70

四肢の長管骨，特に大腿骨遠位，脛骨近位，上腕骨近位の骨幹端部に多く発生する。単純X線像では多彩な像を呈するが，辺縁不明瞭な骨破壊性病変で，溶骨性変化と造骨性変化の占める割合は症例によって異なり，腫瘍内部の骨化は雲状，塊状を呈する。溶骨性変化としては骨吸収の著明なものから，浸透状 permeative，虫食い状 motheaten パターンをとるものまである。骨皮質の破壊を伴い，軟部組織へ腫瘍の進展を認めることが多い。骨膜反応は腫瘍の骨外浸潤様式により，層状・針状 spicula，陽光状 sunburst appearance，Codman 三角などがみられる。種々の画像所見を呈するため，良性腫瘍との鑑別を要する例もあることを認識しておかなければならない。単純X線検査は化学療法実施患者の経過観察にも用いられる。骨膜性骨新生・髄内の硬化・骨外病変の縮小などが観察できる。

CT，MRI では不均一な病変を反映し，種々の所見を呈する。造影CT では骨外病変と血管との関係，MRI T1強調像では病変の髄内進展，T2強調像では軟部進展・関節内進展の評価に役立つ。またスキップ病変の検出にも MRI は有用である。骨肉腫病変は骨シンチグラフィで著明な集積を認めることが多いため，単発・多発・スキップ病変の有無，および転移の有無の評価に用いられる。タリウム腫瘍シンチグラフィは腫瘍の生存性 viability を反映するため，化学療法の効果判定に有用である。最近は全身評価や治療効果判定に，FDG-PET（positron emission tomography）が用いられるようになってきた。解剖学的情報を得るために CT と組み合わせて実施されることが多い。

2-6 血管拡張型骨肉腫　Telangiectatic osteosarcoma 9180/3　図71

血液を容れた囊胞状の空隙が病変のほとんど（95%以上とする定義が一般的である）を占め，容易に確認できる程の実質成分を伴っていない骨肉腫で，予後および治療法でのはっきりとした違いを持った亜型というよりも，むしろ骨肉腫が示す多彩な病像のうちの一つとみられる。厳密な定義に合致する症例は全骨肉腫の約1%とされ，臨床所見は通常型骨肉腫と同様であるが，病的骨折をきたしやすい。病巣のほぼ

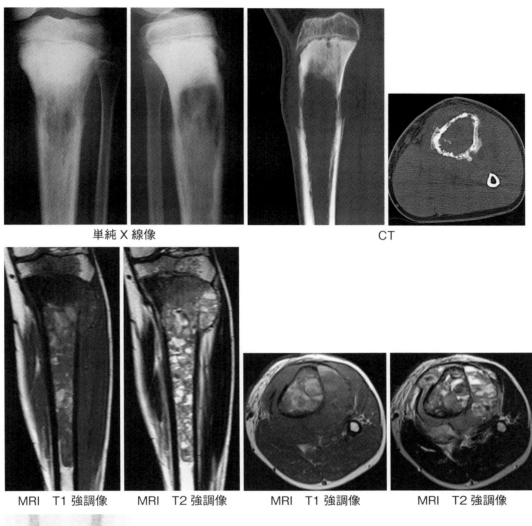
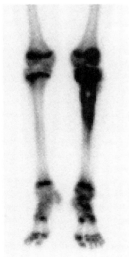

図70 通常型骨肉腫の画像所見

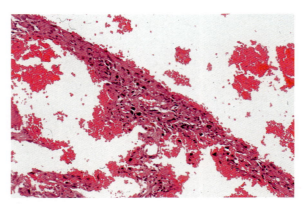

図71　Telangiectatic osteosarcoma
薄い隔壁内の細胞に核異型がみられる。

全体が血液を容れた囊胞状の空洞に置き換えられていたり，凝血塊により占められ，隔壁に隔てられた大きな血液腔を呈する。血性の空隙を分ける薄い隔壁は異型の強いhigh grade の悪性細胞よりなり，多核巨細胞を伴う。腫瘍性類骨形成はときとして目立たず，動脈瘤様骨囊腫 aneurysmal bone cyst との鑑別が難しい場合もあり，悪性細胞の有無で鑑別する。予後は通常型骨肉腫と同じとされている。

2-7　小細胞骨肉腫　Small cell osteosarcoma 9185/3（円形細胞骨肉腫 Round-cell osteosarcoma）　図72・73

一見，Ewing 肉腫様の組織像を呈しつつ腫瘍性類骨を伴う極めて稀な小円形細胞肉腫で，全骨肉腫の約1%とされる。原則として髄腔内にみられるが，ごく稀に骨皮質発生例の報告がある。通常型骨肉腫が示す幅広い組織学的 spectrum の内の一つとみることもでき，細胞の多形性がより目立ったり，紡錘形に近くなる例も報告されている。CD99, osteocalcin, α-SMA, CD34 等が陽性となる場合があるが，FLI1 は陰性とされている。EWSR1-FLI1 融合遺伝子は認められない。予後は不良で，治療法も含めむしろ Ewing 肉腫に準じるとする意見もある。

2-8　二次性骨肉腫　Secondary osteosarcoma 9180/3

放射線照射後骨肉腫，骨 Paget 病に伴う骨肉腫，線維性異形成に伴う骨肉腫，整形外科的に使用された人工物に伴う骨肉腫，などが報告されているが，これらについては，B*続発性骨腫瘍　*Secondary bone tumor の項において後述する。

2-9　傍骨性骨肉腫　Parosteal osteosarcoma 9192/3　図74・75

主として高分化型線維芽細胞型骨肉腫の組織所見を示し，一見反応性にみえる骨（もしくは軟骨）形成と比較的おとなしい線維性増生とを基本とする稀な骨表隆起性

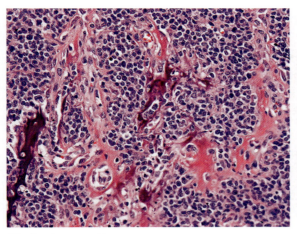

図72　Small cell osteosarcoma

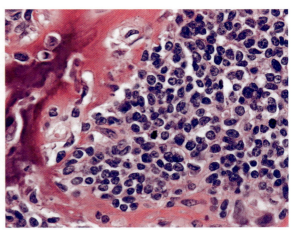

図73　Small cell osteosarcoma

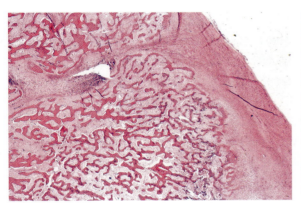

図74　Parosteal（juxtacortical）osteosarcoma
骨軟骨腫と異なり骨梁間質は線維性である。

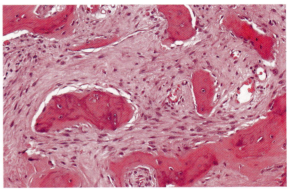

図75　Parosteal（juxtacortical）osteosarcoma
紡錘形細胞増生が骨梁間を均質に埋め尽くしている。

病変で，ときに良性と見誤られることもある。腫瘍の主たる部分が表在性骨肉腫の所見を呈していれば，髄腔内の一部に腫瘍のみられるものも含まれる。

　全骨肉腫の約10％とされ，他の骨肉腫とは異なり女性に多く，通常型骨肉腫よりも年齢の高い20〜40歳に好発する。約70％は大腿骨遠位に生じ，特に大腿骨遠位骨幹端後面に発生する。上腕骨近位等にも報告がある。比較的緩徐に増大する無痛性腫瘤のことが多く，大腿骨遠位端後面に生じた場合は正座するのに膝の曲げられない場合がある。

　肉眼的にはしっかりした硬い組織で，部分的には軟骨がみえることもある。もし柔らかい部分があればいわゆる"脱分化 dedifferentiation"の可能性を疑い，必ず切り出して，high grade の骨肉腫の部分がないかどうか検索する必要がある。基本的には骨内高分化型骨肉腫と同様の組織像を呈する low grade sarcoma で，大半は grade

1，少数が grade 2 とされる。櫛歯状に並んだ比較的成熟してみえる層板骨状の骨梁の間に細胞密度の低い紡錘形細胞が増生することが多く，不規則な形の woven bone がやや浮腫状の間質内に散在し，一見線維性異形成様にみえる部分や，紡錘形細胞が比較的密に増生し類腱線維腫様を呈する部分等も混在するほか，さまざまな程度の軟骨形成がみられることもあり，ときには辺縁に軟骨帽状の軟骨形成も認められる。紡錘形細胞の核異型は微妙でよく注意しないと気づかないことがあり，核分裂像は稀である。ときに high grade の組織像が共存し，いわゆる"脱分化"を示す場合もある。骨内高分化型骨肉腫と同様に，免疫染色で，MDM2, CDK4 が陽性で，他の線維形成性骨病変や，良性線維骨形成性病変との鑑別に有用とされる。CDK4 遺伝子，MDM2 遺伝子の増幅による CDK4, MDM2 の発現増強が 85％の症例でみられるとされる。

　比較的緩徐に進行し，治療が適切であれば，5 年生存率は約 91％と予後良好である。不完全切除では局所再発をみることが多いが，脱分化していない限り転移は極めて稀とされる。"脱分化"症例では治療・予後共に通常型骨肉腫に準じると考えられる。

　骨化性筋炎は傍骨性骨肉腫に比べ一般に増殖性変化がより強く，骨形成もより活発で組織学的に核異型・分裂像がむしろ目立つ場合が多い。中心部で幼若細胞の増生による未熟な骨形成が活発で，辺縁では成熟した骨形成が優位となるという zone phenomenon は反応性病変の特徴の一つであり診断の助けとなる。骨軟骨腫では，骨本体の骨髄腔が病変内にそのまま連続しているが，傍骨性骨肉腫では骨髄腔の連続性がなく，病変と骨本体との間に骨皮質の線が追える。骨軟骨腫では骨梁間質は脂肪髄か造血髄であるが，傍骨性骨肉腫では紡錘形細胞の増生のことが多い。線維性異形成は骨外に増生することはなく，免疫染色で，MDM2, CDK4 が陰性とされる。骨表面もしくは骨外に増生する線維性異形成様病変をみた場合は傍骨性骨肉腫の可能性をまず考え，画像所見を検討する必要がある。

　髄腔内進展を伴っていた場合，髄腔内発生骨肉腫の骨表への進展とみるのか，表在性骨肉腫の髄腔内進展とみるのかについては必ずしも一定した基準がない。髄腔内の病変が全体の 25％未満のものを傍骨性とする意見もある。"脱分化"に関しては，たとえ高悪性度骨肉腫の組織像がみられても病変全体の構築により傍骨性骨肉腫かどうかを判断する必要があるとする意見もある。

　傍骨性骨肉腫という診断名を知り，その存在を念頭に置いておくことが本病変の診断には最も大切であるが，「画像所見なしには診断しない」という鉄則に従い，臨床所見・画像所見を必ず確認し，診断上，少しでも疑わしい点があれば整形外科医，画像診断医と合議するのが基本である。組織学的にはまず弱拡大で全体像をつかみ，病変全体の単調さを把握するのが診断の要であり，なまじ強拡大を行うのみでは迷いが増す場合もある。

画像所見　図 76

　大腿骨遠位，脛骨近位に好発し，単純 X 線像で特徴的な所見を呈する。腫瘍は骨皮質の表面に広く接するように分葉状に成長し，石灰化が著明である。広く接しても腫瘍と骨皮質の間には放射線透過性のある部分が一層

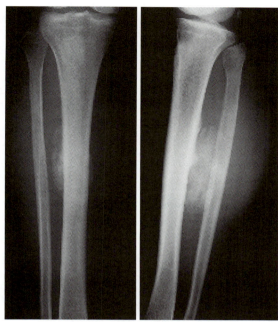

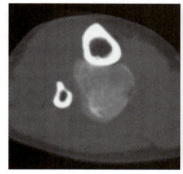
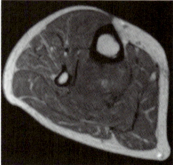
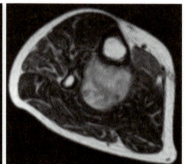

単純X線像

CT　　　　　　MRI　T1強調像　　　　　MRI　T2強調像

図76　傍骨性骨肉腫の画像所見

介在することが多い．一般的に骨膜反応に基づく骨膜性の骨形成像をみることはない．

CTでは傍皮質発生の腫瘍が骨皮質を破壊しているかを評価することができる．MRIではときに腫瘍の辺縁にある軟骨帽を検出することができ，また腫瘍の隣接骨皮質・骨髄内への進展を評価することができる．骨髄内発生の中心性低悪性度骨肉腫と鑑別する必要がある．

2-10　骨膜性骨肉腫　Periosteal osteosarcoma 9193/3　図77・78

主として中等度に分化した通常型の軟骨芽細胞型骨肉腫の組織像が骨表面に限局して増生するもので，WHO分類第1版（1972年版）で骨膜性軟骨肉腫 periosteal chondrosarcoma とされていたものに対応する病変と思われる．臨床的には通常型骨

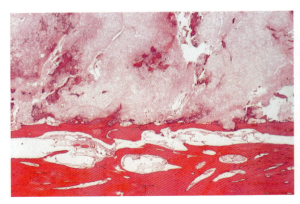

図77 Periosteal osteosarcoma
骨表の軟骨腫瘍様増生。

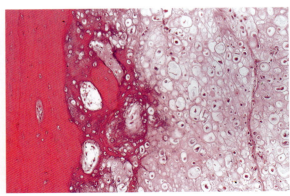

図78 Periosteal osteosarcoma
異型は grade 2 にとどまる。

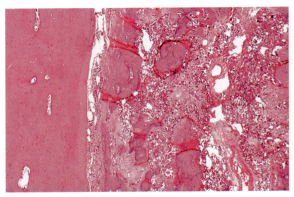

図79 High grade surface osteosarcoma
骨表の骨形成性腫瘍。

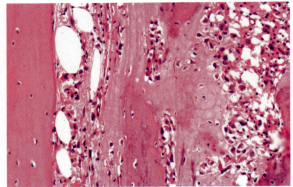

図80 High grade surface osteosarcoma
骨形成を伴う高悪性度腫瘍が骨表に増生している。

肉腫と同様であるが，若年成人や女性にやや多く，大腿骨や脛骨の骨幹部に好発する。髄腔内進展はない。組織像では，主として grade 2，部分的には grade 3 の軟骨芽細胞型骨肉腫の所見である。軟骨は多く小葉構造を呈するが，軟骨肉腫と異なり，辺縁で細胞密度が高くなり紡錘形細胞肉腫の所見を示す。小葉の中心ではいわゆる feathery appearance 状の骨化を伴うことがある。適切に全切除されれば，比較的予後が良いとされる。

　骨膜性骨肉腫の定義に従えば組織学的な鑑別での問題は少ない。骨髄腔内進展がもしあれば骨膜性骨肉腫ではなく軟骨形成性通常型骨肉腫の骨表・骨外への進展とみるべきである。たとえ骨表での軟骨形成を示す骨肉腫であってももし grade 3～4 の所見を示す高悪性度肉腫であれば，骨膜性骨肉腫とはせずに表在性高悪性度骨肉腫と診断する。骨膜性軟骨肉腫 periosteal chondrosarcoma は極めて稀な疾患で臨床的・画像的には骨膜性骨肉腫との鑑別が難しいが，組織学的には腫瘍性骨・類骨形成を示さない。

2-11 表在性高悪性度骨肉腫　High grade surface osteosarcoma 9194/3　図 79・80

Grade 3～4 の組織像を呈する通常型骨肉腫が骨表面に限局して増生する極めて稀な腫瘍で，若年者から成人にかけての大腿骨や上腕骨等の長管骨骨幹部に好発する。肉眼的にも組織学的にも高悪性度通常型骨肉腫と同様で，治療・予後も通常型骨肉腫と変わりはない。

画像所見　図 81

四肢長管骨の骨幹端部に多く発生し，大腿骨遠位と上腕骨近位に最も好発する。単純 X 線像では骨皮質の破壊像や骨膜反応を認め，通常型骨肉腫に類似した所見を呈するが，髄内の変化は乏しい。また，傍骨性骨肉腫のような皮質骨との間の lucent zone は認めない。CT，MRI にて通常型骨肉腫に類似した腫瘍が皮質骨内および骨表面に存在し，髄内病変を伴わないことが特徴である。

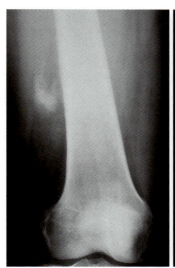
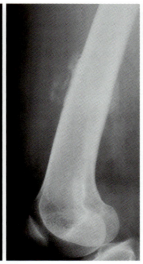
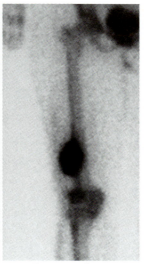

単純 X 線像　　　　　　　骨シンチグラム

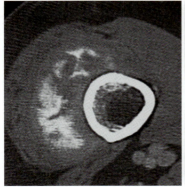
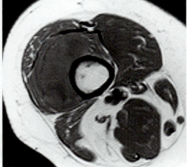
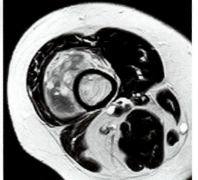

CT　　　　　MRI　T1 強調像　　　　　MRI　T2 強調像

図 81　表在性高悪性度骨肉腫の画像所見

2-12 **骨皮質内骨肉腫** *Intracortical osteosarcoma

皮質骨内に限局した極めて稀な骨肉腫で，現在までにごく少数例のみが報告されている。通常型骨肉腫との鑑別が難しく，組織学的にも通常型骨肉腫に準じるとされる。

2-13 **顎骨骨肉腫** *Osteosarcoma of jaw bones

顎骨の骨肉腫は長管骨にみられる典型的な通常型骨肉腫と比べると，①比較的好発年齢が高く，30〜40歳代にピークがある，②軟骨形成骨肉腫が多い，③grade 2 の low grade のものが相対的に多い，④比較的予後の良いものが多い，等の特徴を有する。稀であるが，顎骨原発としては最も頻度の高い悪性腫瘍である。下顎骨の方が上顎骨よりも頻度が高く，上顎骨では歯槽堤 alveolar ridge に多い。髄腔内発生がほとんどであるが，骨表面発生例の報告もある。多くは de novo に発生するが，放射線照射骨 Paget 病，線維性異形成等に続発するものも報告されている。

組織像では骨肉腫としての本質には変わりはなく，病変全体としてみると程度の差はあれ通常型骨肉腫の示す広い組織学的 spectrum を示し得るとみるべきであろう。血管拡張型骨肉腫の報告もある。オトガイ結合発生例が最も予後が良く，上顎洞発生例が最も予後が悪いという報告もある。顎骨の軟骨肉腫は顎骨骨肉腫に比べ稀で，過去の顎骨軟骨肉腫の報告例の中には実は軟骨芽細胞型骨肉腫が含まれている可能性がある。

3 線維形成性腫瘍　Fibrogenic tumors

中間性（局所侵襲性）　Intermediate（locally aggressive）

3-1　類腱線維腫　Desmoplastic fibroma 8823/0　図82

軟部の類腱腫 desmoid tumor（aggressive fibromatosis）に対応する骨病変とされ，周囲への浸潤や17〜72％程度に再発例があり，局所的に aggressive だが遠隔転移を起こさないという意味で，境界病変としての取り扱いを考慮すべきとされている。極めて稀で，約3/4は30歳以下，男性にやや多く，骨盤骨，長管骨，脊椎骨等の他，下顎骨にも報告がある。

肉眼的には白色・線維性で弾性硬とされる。組織像は軟部の類腱腫に準じ，細胞密度が低く異型性，多形性に乏しい成熟した紡錘形細胞よりなり，膠原線維の著明な増生を伴い，細胞の多形性，壊死，核分裂像は極めて稀で，拡張した血管が目立つ場合がある。免疫染色では，α-SMA, actin, desmin 等が陽性となる場合があり，β-catenin は10％未満に陽性とされる。免疫染色で，MDM2, CDK4 は陰性とされる。

いわゆる periosteal desmoid は，骨膜下に発生し骨皮質を浸食する小病変で，組織学的類似性から類腱線維腫の骨膜型と考えられやすいが，真性の腫瘍ではなく反応性病変と思われる。骨幹端線維性欠損（非骨化性線維腫）や良性線維性組織球腫は storiform pattern, 多核巨細胞, xanthomatous change などの反応性変化等を伴う。線維性異形成は膠原線維の密度や硝子化が類腱線維腫ほどには目立たず，典型的な C 字形の woven bone の外に砂粒体様の石灰化，骨化や，泡沫細胞，浮腫，リンパ球浸潤，ヘモジデリン等の間質の二次性変化を伴うことが多い。線維肉腫は高細胞密度，核異型，核分裂像を伴う。

先天性線維腫症 congenital fibromatosis（Infantile myofibromatosis）は2歳以下にみられる稀な腫瘍で，分葉状の結節形成傾向があり，筋原性を思わせる好酸性胞体を有する紡錘形細胞が増生し，血管様の空隙に富み，ときに血管外皮腫状の配列を示す。孤在性線維性腫瘍 solitary fibrous tumor はほとんどが軟部の病変で骨内発生は極めて稀である。

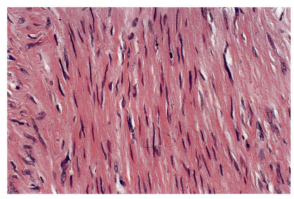

図82　Desmoplastic fibroma
膠原線維性の背景は密で，細胞成分に比較的乏しい。

類腱線維腫と高分化型線維肉腫との鑑別は難しい場合があり，線維芽細胞型骨肉腫・未分化高悪性度多形肉腫・低分化型線維肉腫等の high grade な紡錘形細胞肉腫の部分像として類腱線維腫様所見がみられる場合もある。類腱線維腫は本来かなり稀なものであるので，いかに細胞密度の低い異型に乏しい組織像であっても画像所見を必ず参照し，核分裂像や細胞異型を見逃さぬように努め，他の病変の可能性が完全に除外できた後に類腱線維腫と診断するべきである。特に，類腱線維腫状の密な線維性間質を背景にして線維性異形成様の woven bone が散在している場合は，高分化型骨肉腫の部分像の可能性を検討する必要がある。高分化型骨肉腫は免疫染色で，MDM2，CDK4 が陽性とされる。

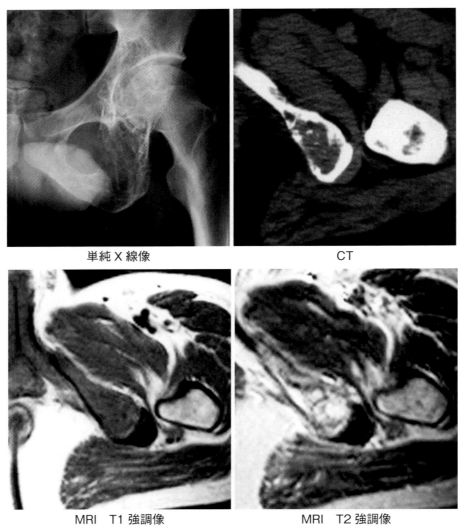

図 83　類腱線維腫の画像所見

画像所見 図 83

　大腿骨，骨盤に好発する。単純 X 線像では境界明瞭な皮質の膨隆を伴う長円形の骨融解像を呈し，骨皮質は不規則に破壊される。残存した骨の隆線はハチの巣状 honeycombed，シャボン玉状 soap-bubble とも表される。軟部病変を形成することがあり，CT や MRI にて評価できる。

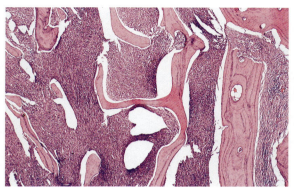

図 84　Fibrosarcoma
既存の骨梁間への浸潤。

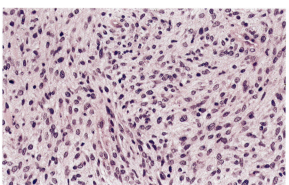

図 85　Fibrosarcoma, low grade

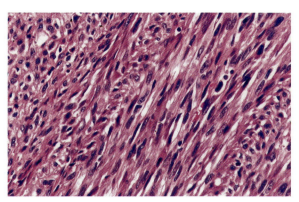

図 86　Fibrosarcoma, high grade

悪性　Malignant

3-2　線維肉腫　Fibrosarcoma 8810/3　図 84〜86

　骨，類骨および軟骨の腫瘍性基質形成を伴わない骨原発紡錘形細胞肉腫で，一次性と二次性とに分け，一次性をさらに中心性 central（or medullary）と骨膜性 periosteal とに分けることが多い。二次性は一次性より少なく，放射線照射，骨巨細胞腫，骨 Paget 病，骨梗塞，線維性異形成等に伴う例が知られている。高分化型軟骨肉腫に併存もしくは続発するものは，脱分化型軟骨肉腫とされる。頻度は骨原発悪性腫瘍中の約 5％以下，骨肉腫の約 1/6 以下とされ，好発年齢は 20〜60 歳と骨肉腫より年

齢が高く，20歳代と50歳代とに二峰性のピークがあり，男女差はない．約半数は長管骨の骨幹端部，特に大腿骨遠位と脛骨近位の膝関節部周辺に好発するが，骨盤骨や顎骨等にも生じる．多発例も報告されている．

　基本的には軟部の線維肉腫と同様の紡錘形細胞肉腫の組織像を呈するが，軟部腫瘍に比べ定義上は組織像の幅がやや広く，storiform pattern や細胞の多少の多形性を示す病変や，粘液変性が目立ち一見良性にみえる病変等も含まれ得る．高分化型腫瘍は細胞密度が低く膠原線維に富み，核分裂像，多形性のあまり目立たない細胞束が交差走行し herringbone pattern を示す．分化度が低くなるにつれ細胞密度が高くなり，核異型，核分裂像も目立つ．免疫組織学的あるいは遺伝学的には特徴に乏しい．

　治療は，線維芽細胞型骨肉腫や未分化高悪性度多形肉腫と同様で，組織学的異形度と予後とが相関し，高分化型の方が予後が比較的良いともされる．

　類腱線維腫と高分化型線維肉腫との組織学的鑑別は部分的には難しいことが多く，画像所見も含め総合的に検討する必要がある．類腱線維腫を高分化型線維肉腫に近い境界病変とみることもできる．高い細胞密度，核クロマチン増量，核分裂像等は，悪性を示唆する．線維性異形成の間質成分は線維肉腫よりも多彩で異型に欠け，画像所見が有力な鑑別点となる．

　骨幹端線維性欠損は若年者の長管骨の骨幹端部にみられ，特徴的な画像所見のみで通常は診断がつく．組織学的には泡沫細胞や良性の多核巨細胞を伴う．

　線維芽細胞型骨肉腫は10歳代後半に多く，腫瘍性類骨を伴う．限られた生検標本では両者を鑑別するのは難しい場合があり，臨床像・画像所見が定型的な骨肉腫に合致し生検標本が未分化紡錘形肉腫の組織像を呈する症例では，確実な腫瘍性類骨が確認されなくとも臨床的には骨肉腫として取り扱う方が妥当であろう．

　従来のいわゆる多形性線維肉腫はWHO分類第4版（2013年版）では骨未分化高悪性度多形肉腫 Undifferentiated high grade pleomorphic sarcoma of bone に含まれる可能性がある．小型細胞優位の線維肉腫が部分的にEwing肉腫様にみえる場合があるが，Ewing肉腫は紡錘形細胞腫瘍となることはない．このようなEwing肉腫様の小型細胞が優位になる小細胞性腫瘍に紡錘形細胞が混じる稀な小児骨腫瘍においては，BCOR-CCNB3の融合遺伝子を伴う骨腫瘍が含まれている可能性もある．

　腎細胞癌等の紡錘形細胞癌骨転移との鑑別には臨床所見・画像所見等を参考にする．一般に60歳代後半以上の高齢者の場合は転移性腫瘍の可能性の方からまず考慮していくのが現実的であろう．特に多発例では癌転移の可能性を完全に除外した後に線維肉腫と診断すべきである．

画像所見　図87

　長管骨の骨幹端に好発するが，特に大腿骨遠位や脛骨近位の膝関節周辺に多い．単純X線像では，境界不明瞭な骨融解像を呈し，辺縁骨硬化を伴わない．骨形成は認めず，骨膜反応も伴わない．骨破壊は虫食い状あるいは浸透状を呈することが多い．画像による骨未分化高悪性度多形肉腫との鑑別は不可能であり，CTおよびMRIでも特徴的な所見に乏しい．

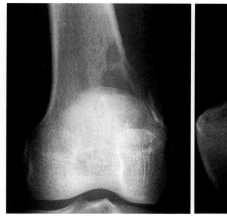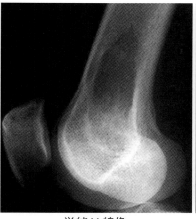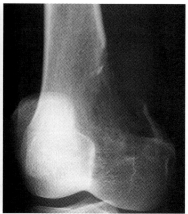

単純 X 線像

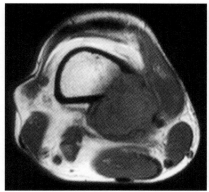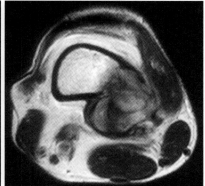

MRI　T1 強調像　　　　　MRI　T2 強調像

図 87　線維肉腫の画像所見

4 線維組織球性腫瘍　Fibrohistiocytic tumors

4-1 良性線維性組織球腫 / 非骨化性線維腫　Benign fibrous histiocytoma/Non-ossifying fibroma 8830/0（骨幹端線維性欠損 Metaphyseal fibrous defect）図88・89

良性線維性組織球腫 benign fibrous histiocytoma/ 非骨化線維性腫 non-ossifying fibroma/ 骨幹端線維性欠損 metaphyseal fibrous defect は，いずれも同様の組織像を呈するが，特に，小児若年者にみられる典型例を非骨化性線維腫 non-ossifying fibroma/ 骨幹端線維性欠損 metaphyseal fibrous defect と呼び，臨床所見・部位・画像所見が典型例と合致しない成人例を骨良性線維性組織球腫 benign fibrous histiocytoma of bone と呼ぶのが通例となってきた。Fibroma of bone, fibrous cortical defect, fibrous xanthoma, xanthofibroma, histiocytic xanthogranuloma 等と呼ばれている病変も同一の範疇に属する可能性があり，いわゆる骨線維腫群 fibroma group of the bone として総称される場合もある。

非骨化性線維腫 non-ossifying fibroma/ 骨幹端線維性欠損 metaphyseal fibrous defect は稀に多発性で，皮膚色素沈着・知能障害・内分泌異常を伴う例（Jaffe-Campanacci 症候群）もある。画像所見が極めて特徴的なため，ほとんどの症例では画像のみで診断が可能である。一般には生検や外科治療の適応とならないので，正確な頻度は不明であるが，2～10歳の正常児のX線所見で20～40％にみられるという報告もある。20歳未満に多く，生検例では10歳代前半にピークがあり，男：女≒1.6～2：1である。長管骨の骨幹端部，特に大腿骨遠位や脛骨遠位および脛骨近位に多いが，稀に，肋骨・鎖骨等にも生じる。多くは偶発的に見つかるが，稀に軽い痛みやときに病的骨折を伴う場合もある。

Storiform pattern を呈する紡錘形細胞の増生が基本で，多核巨細胞は必発ともいえるが，数はそれほど多くない場合もある。脂肪顆粒を伴った泡沫細胞により黄色腫様にもみえたり，cholesterol cleft を伴う場合もあり，ときにヘモジデリンも認めら

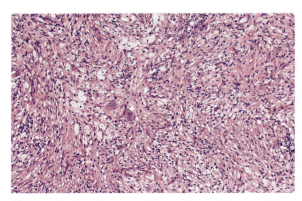

図88　Benign fibrous histiocytoma/Non-ossifying fibroma/Metaphyseal fibrous defect
Storiform pattern を呈する。

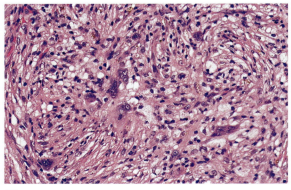

図89　Benign fibrous histiocytoma/Non-ossifying fibroma/Metaphyseal fibrous defect
多核巨細胞，泡沫細胞，ヘモジデリン等が混在する。

れる。核分裂像が散見されるが，核異型には欠ける。経過と共に増生停止・自然退縮・骨化・消失等の退行性変化をたどるのが通例である。

　前述のように，骨良性線維性組織球腫 benign fibrous histiocytoma of bone は，組織像では骨幹端線維性欠損 metaphyseal fibrous defect/ 非骨化性線維腫 non-ossifying fibroma と同様だが，臨床所見や画像所見が合致しないものを指し，極めて稀な病変である。骨幹端線維性欠損と異なり，骨盤骨，肋骨，鎖骨，脊椎骨等に好発し，長管骨では骨幹部と骨端部とに多く，骨幹端線維性欠損より年齢が高く成人にみられる。骨折がない場合でも痛みがあることが多い。組織像は骨幹端線維性欠損と同様で，紡錘形細胞が storiform pattern を呈して増生し，多核巨細胞が不規則に分布する。脂肪顆粒様空胞を有する泡沫細胞（黄色腫細胞）xanthoma cells やヘモジデリン色素を伴う。悪性化は報告されていない。

　Periosteal desmoid も類縁の病変で，大腿骨遠位の骨皮質の線維性増生として偶然にみつかることが多く，cortical irregularities of the femur とも呼ばれる。軟部の desmoid tumor や骨の類腱線維腫とは異なり，aggressive な性格を示さない。

　いわゆる異型線維性組織球腫もしくは非定型的線維性組織球腫 atypical fibrous histiocytoma の臨床病理学定義・本体については未だ明確でない。

非骨化性線維腫の画像所見　図90

　非骨化性線維腫と骨幹端線維性欠損とは病理学的に区別できず，両者はX線学的特徴をもとに区別される。前者は髄腔内に病変が拡がるより大きな病変を指し，皮質に病変が限局される小病変を後者の名前で呼ぶ。通常，長管骨の骨幹端，成長軟骨の近傍に発生する。腫瘍は偏心性に位置し，骨の全横径に広がることは稀である。ただし，罹患部位は軽度の膨隆を示すことが多い。腫瘍内部は年齢につれて骨化していく傾向があり，自然治癒することが多い。

　単純X線像では geographic（地図状）な骨透亮像を呈する病変で，腫瘍の辺縁は明瞭で硬化し，骨皮質は菲薄化，scalloping を示す。隔壁を有することがあり，ブドウの房状を呈することもある。

　CTでは境界明瞭で骨皮質を中心として偏在性に存在し，辺縁に硬化像を，中心部に軟部組織を示す低吸収域を認める。

　MRIでは皮質欠損部は種々の信号を呈するが，典型例ではT1強調像で低信号を，T2強調像では低または高信号を示し，骨皮質を示す低信号帯に囲まれているのが特徴である。非骨化性線維腫では髄内まで進展する病巣がみられる。造影MRIでは不均一な造影効果を認める場合が多い。

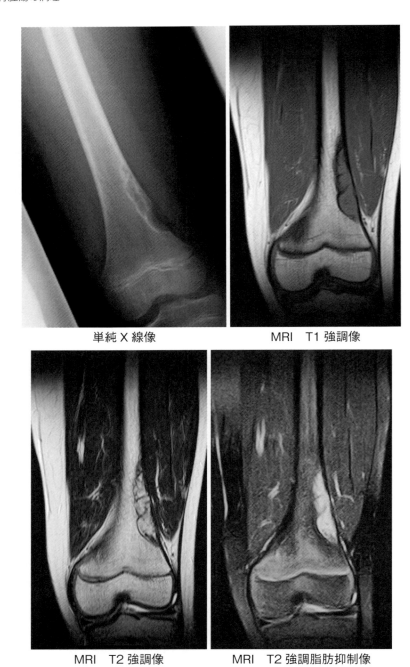

図90 非骨化性線維腫の画像所見

5 造血系腫瘍　Hematopoietic tumors
悪性　Malignant

5-1 骨髄腫　Plasma cell myeloma 9732/3（形質細胞腫　Plasmacytoma, Multiple myeloma）図91・92

5-2 孤立性形質細胞腫　Solitary plasmacytoma of bone 9731/3

いわゆる immunocytoma, plasmacytic lymphoma, small cell lymphoma with lymphoplasmacytoid cells, Waldenström macroglobulinemia 等と共に "dysgammaglobulinemia を伴うBリンパ球系細胞の腫瘍性増生（lymphoma with dysproteinemia）" としての広い spectrum の中で形質細胞腫を包括的に捉えるのが一見合理的にもみえるが，それぞれ異なった臨床病理学的特徴を示すさまざまな病態をひとまとめにするのは実地臨床上はあまり現実的ではなく，少なくとも古典的な「骨髄腫」としての骨病変を示すものは独立して取り扱う方が妥当であろう．

最も多い原発骨悪性腫瘍で，施設によっては骨腫瘍の1/2，悪性骨腫瘍の1/3に及ぶとされるが，血液学的検索の対象になる場合が多く，整形外科的に診断される症例は比率としては少ない．50～80歳代に多く，40歳以下には稀で，約70％が男性とされる．単発例では多発例に比べ年齢が若い傾向がある．造血髄をもつ骨に発生し，脊椎骨，寛骨，肋骨，胸骨，頭蓋骨等に多く，長管骨の骨幹端にもみられる．多くは多発性で，単発例は脊椎骨に多いがほとんどは経過に伴い多発傾向を示す．痛みを伴うことが多く，脊椎例では脊髄圧迫症状もみられる．しばしば骨折を伴い，骨折治療時の生検で診断される場合も多い．多発性病変（多発性骨髄腫 multiple myeloma）では血清単クローン性免疫グロブリンスパイクが必発といってよく，貧血，血清高α-グロブリン値，赤沈亢進，末梢血塗沫標本での rouleaux 形成，Bence Jones 蛋白尿，高カルシウム血症等もみられるが，単発例では異常所見に乏しい場合もあり，血中・尿中の単クローン蛋白も約1/2の例に止まるとされる．進行性の末梢神経障害を特徴とし polyneuropathy, plasma cell dyscrasia, organomegaly, endocrinopathy, 血

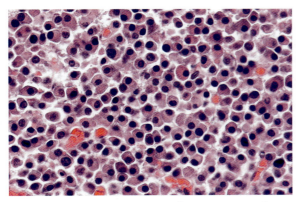

図91　Plasma cell myeloma（Plasmacytoma）

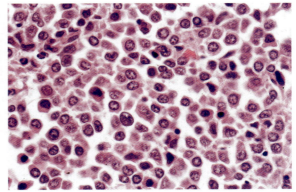

図92　Plasma cell myeloma（Plasmacytoma）
異型の目立つ症例．

清 M protein, skin changes（POEMS）を伴う稀な"骨硬化性骨髄腫 osteosclerotic myeloma"は年齢が比較的若く臨床経過も長いとされるが，組織像には違いがない。

　典型的な肉眼像は赤色調で柔らかく"currant jelly"状であるが，リンパ腫様にみえる場合も多い。組織学的には粗大凝集状クロマチンを有する遍在核と好塩基性もしくは両好性の広い胞体とを有する形質細胞がシート状に増生し，二核細胞が目立つ点が特徴的であるが，大型細胞，核異型の目立つ細胞，悪性リンパ腫様の未分化な細胞等が増生する場合や，小型細胞が sinusoid 状の血管網に囲まれ一見，内分泌系腫瘍に類似する場合もある。約 1/4 の例で血管壁や腫瘍細胞間にアミロイドがみられ，稀に異物型巨細胞反応を伴う。免疫染色で，免疫グロブリン L 鎖・H 鎖の monoclonality が証明されることが多い。免疫染色では CD38, CD56, CD138, MUM1 が陽性である。

　病態が進行すると，多くは腎不全に陥るが，単発例は多発例に比べ予後がやや良いとされる。組織学的な異型度と予後とは相関しない。

　B 細胞リンパ腫は形質細胞と異なり，CD19, CD20（L26），CD45（LCA）が陽性である。骨シンチグラフィが骨髄腫では陰性，悪性リンパ腫では陽性となる点も鑑別に役立つ。慢性骨髄炎でも形質細胞優位になる時があるが，リンパ球，好酸球，好中球等の他の炎症細胞浸潤や毛細管増生を伴う肉芽組織を呈し，免疫染色で免疫グロブリンの単クローン性を示さない。

骨髄腫の画像所見　図 93

体幹・中軸に位置する骨発生が多く，単純 X 線像で辺縁は明瞭だが硬化縁をもたない骨融解像 punched-out lesion を呈し，骨膜性骨形成像を示さないことが多い。多発性骨髄腫では骨破壊病変が進行しても，骨シンチグラフィでは陰性を示すことが多いことが特徴的である。骨髄腫の中には骨硬化像を示す例もある。

5-3　*悪性リンパ腫　*Malignant lymphoma 9590/3 [Primary non-Hodgkin lymphoma of bone 9591/3]　図 94～99

　"骨原発"の定義を，①単発性骨病変，②発症後少なくとも 6 カ月以内に骨内外の他の部位に新たな病変が確認されない，③所属リンパ節には病変があってもよい，とすると，悪性骨腫瘍の約 7％とされているが，従来骨原発悪性リンパ腫として報告されたものの中には節性リンパ腫が骨へ二次的に波及した症例も含まれている可能性がある。20 歳以上（多くは 30 歳以上）の，男性にやや多い。小児にみられる場合の頻度は Ewing 肉腫の約 1/10 とみてよい。骨髄腫と同様に造血髄に好発し，長管骨の他，腸骨，脊椎骨に多い。痛みに加え，全身症状を伴う場合もあり，脊椎骨では脊髄圧迫症状もみられる。肉眼的に硬化像が著しく腫瘍が不分明な場合には，脱灰不要の標本を作製するために，骨梁に富む部分から柔らかく髄様で実質性の部分を選り分ける必要がある。

　弱拡大の組織像では骨梁構造や脂肪空隙を残したままで腫瘍細胞が浸潤することが多く，骨梁の肥厚を伴う場合もある。腫瘍細胞は Ewing 肉腫などの他の円形細胞腫瘍に比べ，①多様性 polymorphism・多形性 pleomorphism，②明瞭な細胞辺縁，③

2 骨腫瘍病理各論 147

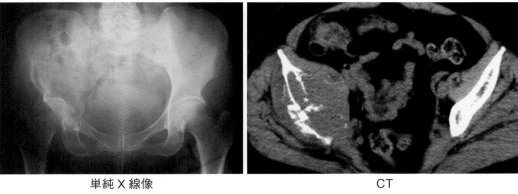

単純X線像　　　　　　　　　　　　　　CT

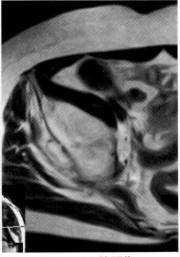

MRI　T1強調像　　　　　　　MRI　T2強調像

図93　骨髄腫の画像所見

核の切れ込み，④明瞭な核小体，等が目立つとされる。原則としてびまん性リンパ腫で，diffuse large B-cell type が多い。大型細胞・異型細胞のみが増生する例もあるが，異型の少ない細胞や，crush artifact を伴った小型リンパ球，さらに，線維芽細胞様の紡錘形細胞等が混在し，ときとして線維化を伴い縦隔リンパ腫や後腹膜腔リンパ腫にみられるような硬化像を示したり，炎症性肉芽様を呈する場合もある。腫瘍細胞が伸びて紡錘形を呈し，storiform pattern を示す場合は骨未分化高悪性度多形肉腫や線維肉腫と間違えられる時もある。ごく稀な small cell lymphoma はリンパ節病変の二次的な骨浸潤の場合が多く，濾胞性増生も極めて稀で消化管病変に伴うことが多いとされる。CD30（Ki-1, BerH2）陽性の病変も報告され，anaplastic large cell lymphoma の所見を示す症例もある。稀に Burkitt type のリンパ腫が顎骨の他，長管骨，骨盤骨等に報告される。Precursor B-cell or T-cell lymphoblastic lymphoma は若年者に多く，ときに Ewing 肉腫に類似するが，TdT 陽性である。ホジキン病が

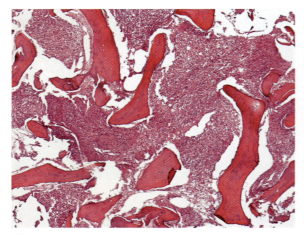

図94 Malignant lymphoma of bone
既存の骨梁間への浸潤。

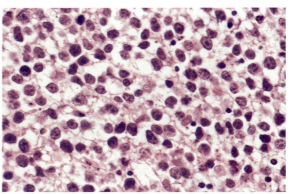

図95 Malignant lymphoma of bone
ほとんどは diffuse large B-cell lymphoma である。

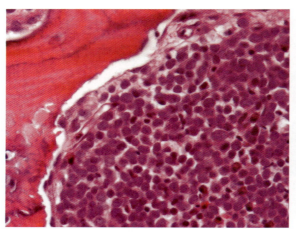

図96 Malignant lymphoma of bone
Precursor B-cell lymphoblastic lymphoma.

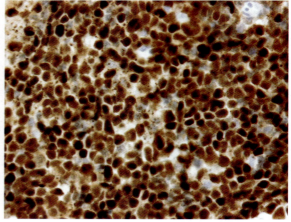

図97 Malignant lymphoma of bone
図96の症例のTdT免疫染色。

　ごく稀に脊椎骨の他，骨盤骨，肋骨，胸骨，大腿骨等にみられるが，ほとんどは病期の進行した多発性病変例で，既に傍大動脈等のリンパ節に病変があり，免疫染色では異型細胞はCD15（LeuM1），CD30（Ki-1, BerH2）に陽性である。
　リンパ腫の亜型よりも stage の方が予後と相関し，発症後少なくとも6カ月間での検索で，病変が骨のみに限局する場合は比較的予後良好で，リンパ節を含め骨外の病変を伴う場合は予後不良とされる。化学療法と放射線照射とが治療の基本である。
　骨髄炎は臨床・画像所見がリンパ腫に類似し，リンパ腫も一見，骨髄炎様の組織像を呈し得るが，増生細胞の多様性にもかかわらずどこか病変全体が均質で単調にみえる点に注意する必要がある。免疫染色ではCD3陽性細胞は反応性に増生する場合が

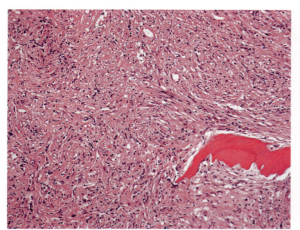

図 98　Malignant lymphoma of bone
リンパ球の crush artifact が目立ち，紡錘形細胞の炎症性肉芽様増生が storiform pattern を呈する。

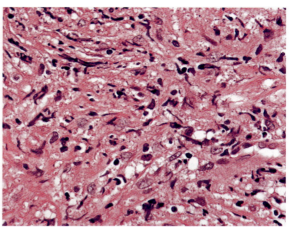

図 99　Malignant lymphoma of bone
炎症性肉芽様増生。

多いため特異性に乏しいが，CD20（L26）陽性細胞の単調な増生はリンパ腫の可能性を念頭に置く。Ewing 肉腫は小児ではリンパ腫の約 10 倍多いとされ，20 歳以上には少なく，単一の腫瘍細胞が均一に増生し多様性・多形性に乏しい。ときとして Ewing 肉腫との鑑別が問題となる precursor B-cell lymphoblastic lymphoma, precursor T-cell lymphoma は TdT 陽性で，小児の小細胞性骨腫瘍においては，TdT の免疫染色を忘れないことが重要である。小児急性白血病の 70〜90％ で骨の変化を伴うとされるが，限局巣を示さず画像上は骨腫瘍とは鑑別可能とされる。Granulocytic sarcoma は好酸性顆粒を有する細胞がみられたり，lysozyme, myeloperoxidase 染色が特異的とされるが，免疫染色では CD45（LCA）＋，CD3−，CD20（L26）− のことが多い。未分化癌の骨転移の鑑別には免疫染色が役立つ場合もある。形質細胞腫は B 細胞性リンパ腫との異同が問題となるが，リンパ腫と異なり画像所見陽性，骨シンチグラフィ陰性のことが多い。

画像所見　図 100・101

四肢長管骨の骨幹部，脊椎，骨盤骨に好発する。単純 X 線像での特異的な所見は乏しいが，辺縁不明瞭な骨破壊性病変で，浸透状，虫食い状パターンを示すことが多い。骨皮質の破壊と軟部組織へ腫瘍の進展を認めることも多い。骨膜反応もみられる。CT，MRI でも不均一な病変を反映し，さまざまな画像パターンを呈し，特徴的な所見はない。MRI T2 強調像は軟部進展の評価に有用である。骨シンチグラフィは全身の骨病変の評価に用いられる。

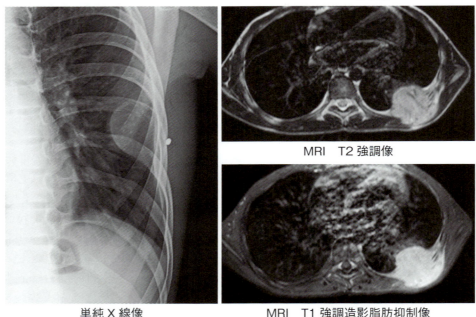

図100　悪性リンパ腫の画像所見①

6 富破骨細胞性巨細胞腫瘍　Osteoclastic giant cell rich tumors
良性　Benign

6-1　指趾骨巨細胞性病変　Giant cell lesion of the small bones（no ICD-O）（巨細胞（修復性）肉芽腫　Giant cell (reparative) granuloma，巨細胞反応 Giant cell reaction, Solid variant of aneurysmal bone cyst）　図102・103

　顎骨の巨細胞修復性肉芽腫 giant cell reparative granuloma にならって，特に手指骨・足趾骨で巨細胞修復性肉芽腫の名称が用いられ，このような病変はしばしば囊胞状病変内の出血・血腫に伴う変化としても認められ（主として動脈瘤様骨囊腫に伴う），巨細胞反応 giant cell reaction と呼ばれる場合があり，特に手足以外での骨内の骨形成を伴う反応性病変については solid variant of aneurysmal bone cyst と記載する場合も多いが，遺伝子異常についての検討では腫瘍性増生とする意見が有力である。

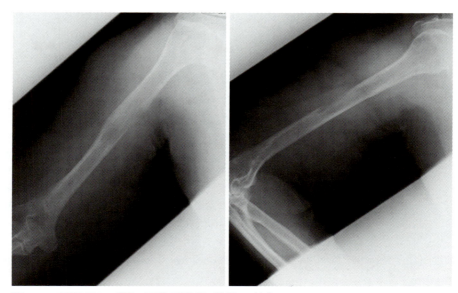

図 101　悪性リンパ腫の画像所見② 単純 X 線像

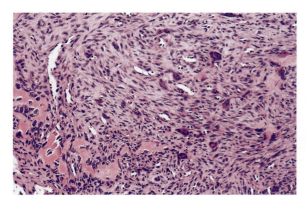

図 102　Giant cell lesion of the small bones/Giant cell (reparative) granuloma (giant cell reaction, solid variant of aneurysmal bone cyst)
骨形成と多核巨細胞とを混じた肉芽性増生。

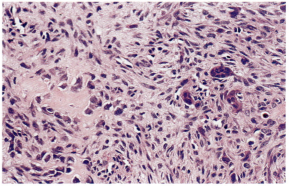

図 103　Giant cell lesion of the small bones/Giant cell (reparative) granuloma (giant cell reaction, solid variant of aneurysmal bone cyst)
骨形成と多核巨細胞とを混じた肉芽性増生。

　20歳代の若年者に多く，定義上，顎骨および手足の小管状骨・手根骨・足根骨等に好発するが，脊椎骨，仙骨などにもみられ，長管骨にも報告がある。管状骨では骨幹部，骨幹端部に多い。手足の骨発生例では年齢分布が広く，男性により多い。
　組織像では，出血を伴った線維性・肉芽性の間質内に比較的幼若な紡錘形細胞が増生し，核分裂像が目立つが核異型に乏しく，多核巨細胞が集簇傾向を示しつつ出現する。増生細胞はレース状・梁柱状の類骨形成や石灰化した基質を伴うことが多い。骨形成は梁柱状で，反応性性格を示す。搔爬後に再発する時もあるが，悪性化の報告はない。

骨巨細胞腫は成人の骨端部に好発し顎骨には稀で，組織学的には単核細胞の網目状の単調な増生を示し，多核巨細胞は巨細胞修復性肉芽腫の多核細胞に比べ大きく核の数も多く，壊死・泡沫細胞浸潤等の二次的変化を伴うものの線維形成性の背景には乏しい。上皮小体機能亢進症による褐色腫瘍は組織学的には巨細胞修復性肉芽腫との区別がつかず，臨床所見・全身系統的な骨変化・生化学的所見等を総合して判定する必要がある。骨肉腫は明らかに腫瘍性の単調な異形細胞増生を呈する。

巨細胞修復性肉芽腫の画像所見　図104

手足の指趾骨の骨幹端〜骨幹に好発する。骨端線閉鎖後は骨端にも進展する。単純X線像では辺縁明瞭で一部に硬化縁を有する地図状の骨破壊像を呈する。手足の指趾骨では病変は中心性で骨皮質は菲薄化，膨隆することが多いが，破壊されないことが多く，骨膜反応を示さないことが多い。長管骨では偏心性の病変が骨幹端〜骨幹に認められる。

中間性（局所侵襲性，低頻度転移性）　Intermediate (locally aggressive, rarely metastasizing)

6-2　骨巨細胞腫　Giant cell tumor of bone 9250/1　図105〜107

骨巨細胞腫を定義するのは多核巨細胞ではなく，増生の本体である単核細胞の性状である。

全骨腫瘍の約5〜9％，良性骨腫瘍の約35〜40％とされ，20〜40歳に多く，20歳代が約40％を占める。男：女≒1：1〜1.4と女性にやや多い点に特徴があり，特に20歳以下での発生例は女性に集中している。15歳以下には稀で10歳以下にはほとんどみられない。長管骨の骨端部，特に大腿骨遠位，脛骨近位，橈骨遠位の順に好発し，約50％は膝関節周囲に集中するが，仙骨，上腕骨，腓骨，蝶形骨等にもみられる。手足の小さな骨での巨細胞性病変の多くは動脈瘤様骨嚢腫やそれに伴う巨細胞反応 giant cell reaction であるが，極めて稀に骨巨細胞腫が発生する場合は局所的に破壊性増生を示すことが多いとされている。ごく稀に同時性もしくは異時性に多発する（Goltz症候群など）ことがあるが，上皮小体機能亢進症との鑑別が問題となる。

肉眼的には赤褐色調を呈し，壊死を含め二次的変化が目立ち，黄色腫様変化により黄色調の部も混在したり，嚢胞形成が部分的または広範にみられる時もある。組織像は単核細胞と多核巨細胞とからなる。単核細胞は円形〜卵円形核を有し，比較的広い胞体の辺縁は判然とせず細胞同士が手をつなぐような網目状の平面的配列を示し，敷石状に敷き詰める上皮性配列とも軟骨芽細胞腫にみられる細胞間隙の明瞭な配列とも異なる。単核細胞の核は多核細胞の核に似るとされ，核異型に乏しく，核分裂像は稀ではないが異型核分裂像をみない。多核巨細胞は病変全体に均等に広く分布することが多く，核は約10〜50個に及び，電子顕微鏡所見，酵素組織化学，免疫染色上破骨細胞由来とする意見がある。壊死を含め二次的変化が目立ち紡錘形細胞が storiform pattern を呈して走行し泡沫細胞を混じて線維性組織球腫様にみえたり，稀には間質に類骨形成を伴ったり，骨新生が目立ち，骨芽細胞腫や骨肉腫と見誤られる場合もある。基質形成は反応性とみることができるが，腫瘍細胞自身が基質を形成し得る可能

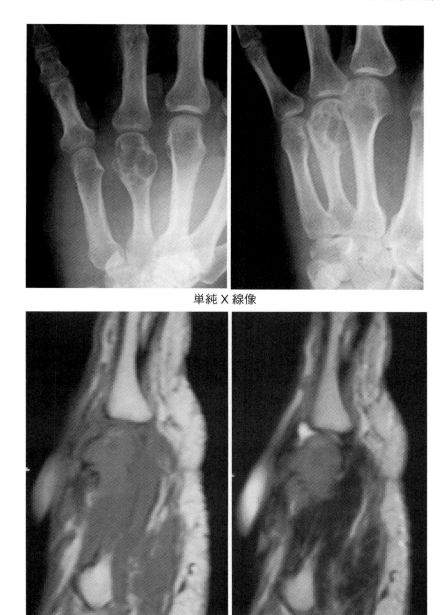

単純X線像

MRI　T1強調像　　　　　　　　MRI　T2強調像

図104　巨細胞修復性肉芽腫の画像所見

性は否定できない．軟部に拡がると先進部では被殻状の骨化傾向を伴う場合がある．二次的な動脈瘤様骨嚢腫様変化を部分的もしくは広範にみる時もある．細胞起源は未だ不明であるが，多核巨細胞の多くがCD51＋，部分的にはCD33＋，CD45＋，CD68＋で，CD14－，CD163－，HLA-DR－とされ，破骨細胞の性格を示すとして破骨細胞腫 osteoclastoma と呼ぶ立場もある．

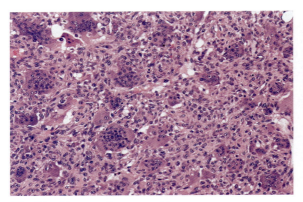

図105　Giant cell tumor of bone

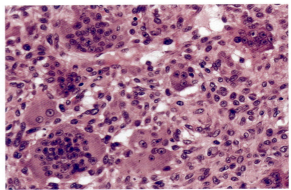

図106　Giant cell tumor of bone
単核細胞の胞体の境界は不分明である。

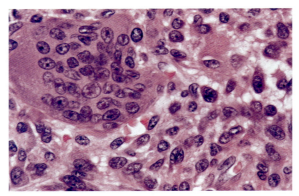

図107　Giant cell tumor of bone
単核細胞の核と多核巨細胞の核との判別がつき難い所もある。

　組織像からは予後を推定できず，grading の臨床的意義も疑問視されている。単純骨掻爬後の局所再発率は15〜50%とされる。稀（おそらく約1〜2%以下）に定型的な組織像のままで肺転移や骨転移をきたす場合があり，橈骨遠位発生例などに多く，手術後の症例にほぼ限られるので外科的操作が risk factor の一つとも考えられる。転移の範囲は比較的限定され生命予後も比較的良好で，長期生存例が報告されているが，ときには広範な肺転移をみる場合もある。二次的な悪性化が5〜10%に及ぶという報告もあるが，定義の問題もあり確実ではない。
　軟骨芽細胞腫は骨巨細胞腫に比べ好発年齢が比較的若く，画像所見が特徴的で，腫瘍細胞は Langerhans 細胞組織球症の組織球様細胞に類似した核に切れ込みをみることが多く，胞体の辺縁が明瞭で平面的に敷き詰めた単核細胞同士が細隙で相互に隔てられ，典型的には石灰化と軟骨性分化とを示す。軟骨粘液線維腫は巨細胞に富む細胞密度の高い部分を含み得るが，骨巨細胞腫とは年齢・画像所見が異なり，全体として分葉状の組織像を示す。

骨幹端線維性欠損（非骨化性線維腫）は辺縁骨硬化の明瞭な偏在像という画像所見が極めて特徴的で，組織像では紡錘形細胞の storiform pattern を背景に多核巨細胞が散在する。長管骨の骨幹端部や骨幹部，手足の小さな骨，頭蓋骨，肩甲骨，顎骨，肋骨等の骨巨細胞腫の比較的稀な部位に骨巨細胞腫様の組織像をみた場合は，動脈瘤様骨嚢腫（もしくはそれに伴う巨細胞反応），骨肉腫，上皮小体機能亢進症等の可能性を念頭に置いておく必要がある。

動脈瘤様骨嚢腫は若年者の骨幹端部・骨幹部に好発し，骨巨細胞腫様の変化は主として嚢胞の内面寄りに限局し，単核細胞の単調な増生を示さず，出血，壊死，反応性の肉芽性変化，二次的な修復性変化，反応性を思わせる骨形成等が zone をなして拡がり，巨細胞反応（巨細胞修復性肉芽腫）の所見を伴う場合もある。血管拡張型骨肉腫は悪性の腫瘍細胞が腫瘍性類骨形成を示す。上皮小体機能亢進症も巨細胞性病変を呈するが，主として骨幹端部または骨幹部に生じ，多発傾向があり，手指骨の骨膜下骨吸収像を含め系統的な骨変化がみられる。好酸球性肉芽腫は年齢，部位，画像所見が異なり，病変は patchy になる傾向があり，多核巨細胞の分布も均等ではない。

画像所見 図 108

長管骨の骨幹端〜骨端部に発生し，特に大腿骨遠位，脛骨近位，橈骨遠位が好発部位である。単純 X 線像において偏在性で辺縁は明瞭，わずかな骨硬化を呈する円形または卵円形溶骨性の変化を示す。骨皮質は菲薄化し膨隆するが通常は薄い骨殻（bony shell）が残存している。骨膜反応や反応性骨形成を認めない。Aggressive な場合は辺縁が不明瞭となり，硬化像も示さず，皮質骨は破壊され軟部組織へ進展している所見を呈するため，骨未分化高悪性度多形肉腫（以前の悪性線維性組織球腫）や骨肉腫との鑑別が必要となる。

CT では境界明瞭な溶骨性病変として認められ，辺縁硬化像をみることは少ない。腫瘍内部には石灰化が含まれず，隣接する骨皮質は，外側にシェル状に膨張性に改築されている。部分的に腫瘍が骨外に進展していることは稀でないが，必ずしも悪性を示す所見ではない。腫瘍は血流が豊富なため造影剤にてよく染まり，内部の壊死や出血，嚢胞形成などにより不均一な造影像を示すことが多い。

MRI は病変の骨内・関節内・軟部組織進展の評価に有用である。一般的に腫瘍の細胞成分に富んだ部分は，T1 強調像で低から中等度の信号を，T2 強調像で高信号を示し，造影 MRI でよく造影される。しかし，腫瘍は嚢胞部分や出血，壊死，線維化などの所見が混在していることが多く，それぞれに特徴的な MRI 像を示す。

悪性 Malignant

6-3 骨巨細胞腫に伴う悪性腫瘍 Malignancy in giant cell tumor of bone 9250/3

「典型的・古典的な骨巨細胞腫の存在を前提とし，さらに悪性腫瘍が加わった病変」として定義される。いわゆる "悪性骨巨細胞腫 malignant giant cell tumor of bone" という名称については，定義が明らかでないので，使用しないのが妥当であろう。

骨巨細胞腫に伴う悪性腫瘍は極めて稀で，一次性 primary と二次性 secondary とに分けられるが，肉腫部分は骨肉腫，線維肉腫，未分化高悪性度多形肉腫等の像を呈

156 Ⅷ 骨腫瘍の病理

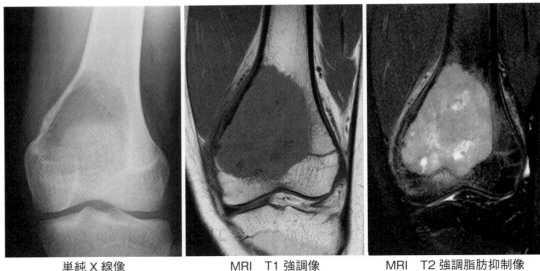

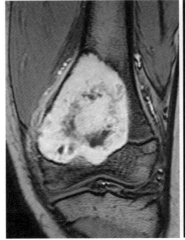
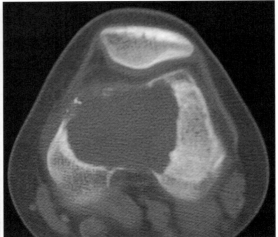

単純 X 線像　　　　　MRI　T1 強調像　　　　MRI　T2 強調脂肪抑制像

MRI　T1 強調造影脂肪抑制像　　　　CT

図 108　骨巨細胞腫の画像所見

し，頻度は二次性の方が多い。

　一次性悪性骨巨細胞腫は初診時に既に *de novo* に悪性腫瘍が存在するもので，その組織学的定義については意見の分かれる点もあるが，少なくとも組織像のどこかに古典的・典型的な骨巨細胞腫を含むものに限るのが現時点では最も確実な定義であろう。明らかな高悪性度肉腫の組織像に混じて多核巨細胞に富む骨巨細胞腫様の組織像が認められる症例がいわゆる"悪性骨巨細胞腫"もしくはいわゆる"grade 3 の骨巨細胞腫"として報告されたこともあったが，これらの多くは実際には，巨細胞に富む骨肉腫や，骨未分化高悪性度多形肉腫，肉腫様癌の骨転移などである可能性が高い。

　二次性悪性骨巨細胞腫は古典的・典型的な巨細胞腫が先行し，経過中に同一部位に

悪性腫瘍が発生したもので，多くは巨細胞腫に対する放射線治療の既往があり，その場合は放射線照射後肉腫の範疇に含まれるともいえるが，ごく稀に放射線治療を受けず掻爬・骨移植のみを受けた症例での肉腫発生例が報告されている．

骨巨細胞腫より年齢がやや高く 30～50 歳に多い．好発部位は骨巨細胞腫と同様である．組織像では，一次性は典型的・古典的な骨巨細胞腫に接して紡錘形もしくは多形細胞肉腫が存在し，二次性は骨巨細胞腫とは全く異なった骨肉腫，線維肉腫，未分化高悪性度多形肉腫等の所見を呈す．治療および予後は高悪性度肉腫成分に対する治療に一致するが，一次性の方が二次性よりも予後が良いとの報告もある．

7 脊索性腫瘍　Notochordal tumors

良性　Benign

7-1　良性脊索細胞腫　Benign notochordal cell tumor 9370/0（giant notochordal rest, notochordal hamartoma, intraosseous benign notochord cell tumor, ecchordosis physaliphora spheno-occipitalis）　図109・110

脊索への分化を示す良性病変で，主として脊椎骨内にみられ，頻度は不明で，剖検例では約20％に達するという報告や，仙尾骨脊索腫手術時の7.3％にみられるという報告もある。Ecchordosis physaliphora は斜台部や脳橋前方等におけるゼリー状の小腫瘤で，剖検時の約0.6～2.0％，MRI検査で1.7％程度に偶発所見としてみられる。年齢分布は7～83歳（平均58～63歳）と広く，男女比は報告によって約1：5～2：1と幅がある。脊索腫と同様の分布を示し，斜台，仙尾骨，頚椎，腰椎，の順でみられ，胸椎には稀である。極めて稀に，傍脊椎軟部組織や肺などの脊椎外にも報告がある。画像的には椎体内の境界不明瞭な硬化性病変としてみられる場合もあるが，単純X線像では確認困難でMRIによる検索が必要である。骨外進展は通常みられない。

大きさは1～20 mm（平均6.1 mm）程度とされるが，椎体全体を占める場合もあり，肉眼的に同定困難な場合もある。

組織学的には既存の骨梁間に一見，脂肪組織様の領域が拡がり，小葉状，胞巣状の構造を示さず，粘液性の細胞外基質，壊死，骨破壊などの所見に欠ける。敷石状に配列し，細胞境界は明瞭で，核異型に乏しく，淡明もしくは淡好酸性胞体は種々の程度に空胞を伴い，核分裂像に欠ける。免疫染色では，腫瘍細胞はS-100 protein, EMA, AE1/AE3, CAM5.2 が陽性で，brachyury についても陽性であるとする報告がある。Ecchordosis physaliphora spheno-occipitalis も同様の組織所見を呈する。

良性脊索細胞腫に近接して脊索腫が認められた報告があるが，両者の病因論的，発生的な関係については定見がない。

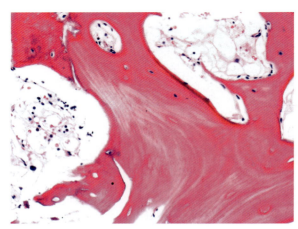

図109　Benign notochordal cell tumor
一見，骨梁間の脂肪髄様にみえる。

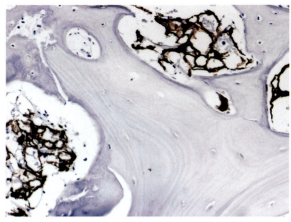

図110　Benign notochordal cell tumor
図109と同部位でのCAM5.2の免疫染色。

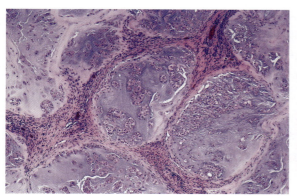

図 111 Chordoma
小葉状の増生。

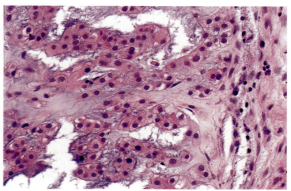

図 112 Chordoma
"数珠繋ぎ状"もしくは"鎖状"の配列。

　脊索腫は，通常骨破壊性で，特に仙尾骨部前方への骨外進展を伴い，組織学的には，線維性隔壁に隔てられた小葉状構造を呈し，あぶく状（physaliphorous, physaliferous）の胞体内空胞を伴う柵状・鎖状の腫瘍細胞配列を示し，細胞外粘液基質や核異型が認められる。骨内脂肪腫は脊椎骨には稀で，骨梗塞様の石灰化を伴い，Nasu-Hakola 病様の脂肪細胞膜の褶襞状変化を示すことがある。

悪性　Malignant

7-2　脊索腫　Chordoma 9370/3　図 111・112

　正中線上に発生し，椎間板の原基である胎生期の脊索 notochord との関連が示唆される。CDKN2A および CDKN2B のホモ接合性・ヘテロ接合性体細胞突然変異が 70％にみられるとされ，IDH1 および IDH2 の突然変異はみられない。

　全悪性骨腫瘍中の 1〜4％とされ，40〜60 歳代の男性に多く，30 歳以下には少ないが，稀に小児にも報告がある。脳外科の症例を含めるかどうかで異なるが，50〜80％が仙骨，次いで蝶形骨，後頭骨，斜台部が約 35％近くで仙骨発生例に比べ年齢が若いとされる。脊椎では頸椎に多く，腰椎・胸椎は少ない。一般に経過は緩徐で主な症状は痛みであるが，脊椎発生例では脊髄圧迫症状を伴う時がある。

　肉眼像は柔らかく灰白色，粘液様，分葉状である。組織学的にはあぶく状（physaliphorous, physaliferous）の胞体内空胞が有名だが，診断の決め手は弱拡大での線維性隔壁に隔てられた分葉状の増生と，myxoid な間質内を背景とした円形核を有する腫瘍細胞の索状・鎖状の配列であり，小さい生検では分葉が明らかでなく診断が難しい場合もある。ときとしてシート状の上皮性配列や紡錘形を呈したり，細胞密度が高く，多形性がみられたりする。頭蓋底では軟骨様の分化を示す chondroid chordoma が多いとされるが，軟骨肉腫が含まれているとする意見もある。免疫染色では S-100 protein, keratin（AE1/3, CAM5.2），brachyury，EMA，vimentin が陽性で，ときに GFAP や CEA も陽性とされる。D2-40 は陰性である。脱分化型脊索腫 dedifferentiated chordoma は脱分化型軟骨肉腫と同様の組織学的な診断基準に基づき，通常の脊索腫にさらに骨未分化高悪性度多形肉腫様の肉腫の増生が加わったものであるが，報告例には放射線照射後に未分化肉腫が生じた症例も含まれている。小児例などで脊索腫の組織像のまま異型が増してより grade が高くなった場合は脱分化型脊索腫ではなく異型脊索腫 atypical chordoma と呼ばれる。

　ゆっくりと増生することが多いが，周囲に浸潤し切除術後にしばしば局所再発を繰り返す。転移の頻度が高いとの報告もある。組織像と予後とは必ずしも相関しないが，小児ではいわゆる異型脊索腫 atypical chordoma の所見を呈してより aggressive な経過をとる場合があり，極めて稀な小児仙骨発生例では早期に転移をきたして予後不良のことがある。頭蓋底部の chondroid chordoma が同じ部位での通常の組織型のものよりも予後が良いとする報告もあるが，軟骨肉腫との異同が問題となる。脱分化型脊索腫は予後がとりわけ不良である。

　良性脊索細胞腫 benign notocordal cell tumor は，ごく稀に剖検時の偶発所見として斜台部や脳橋前方等にみられる ecchordosis physaliphora などと共通する良性骨内病変で，骨破壊や骨外浸潤を示さず，組織学的には一見，脂肪組織様を呈する。馬尾神経部にみられる myxopapillary ependymoma は分葉状を呈さず，免疫染色で keratin 陰性である。髄膜腫がときに脊索腫様の所見を呈し chordoid meningioma と呼ばれ，また clear cell meningioma も脊索腫との鑑別が問題となる場合があり，免疫染色で EMA 陽性であるが，pan-cytokeratin, brachyury は陰性とされる。癌転移が分葉状になることは少なく，脊索腫は胞体内の mucin が原則として陰性である。軟骨肉腫は分葉状になる場合があるが線維性隔壁に欠け，免疫染色で D2-40 陽性，keratin（AE1/3, CAM5.2），brachyury が陰性である。頭蓋底の chondroid chordoma と軟骨肉腫との異同については議論があるが臨床的には区別する意義があまりないとも思われる。Extraskeletal myxoid chondrosarcoma は脊索腫様の組織像を示し"chordoid tumor" とも呼ばれるが，中心軸から逸れた軟部に生じる。

画像所見　図 113
　頭蓋底，脊椎，仙尾骨に好発する。単純 X 線像では浸透状・虫食い状の骨破壊像を示すことが多く，石灰化を伴うこともある。しかし単純 X 線像では病変の全体像の評価は困難なことが多いため，CT や MRI にて骨内・骨外病変を把握する必要がある。CT では溶骨像を呈することが多いが，硬化性の脊索腫もある。MRI T1 強調像では低〜中等度の信号を，T2 強調像では高信号を示すことが多いが本腫瘍に特異的な所見ではない。分葉状構造を呈することも多い。

2 骨腫瘍病理各論 161

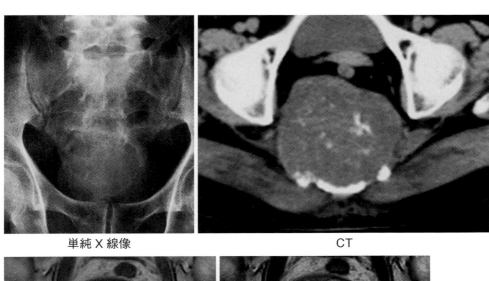

単純X線像　　　　　　　　　　　　　CT

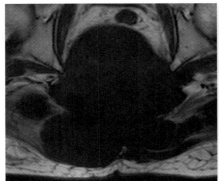
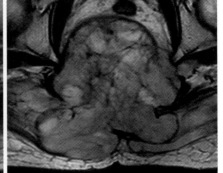

MRI　T1強調像　　　　　　　　　　MRI　T2強調像

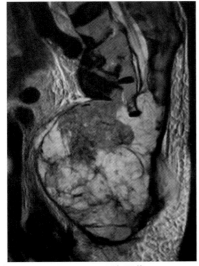

図113　脊索腫の画像所見

MRI　T2強調像

8 脈管性腫瘍　Vascular tumors

骨の脈管性腫瘍は，病変の定義や terminology についても混乱があるため，ともすれば系統的な理解，分類が困難となる。血管腫瘍は組織学的によく分化した良性の血管性病変から高悪性度の未分化肉腫の所見まで連続性の広い spectrum を示し，相互の区別や良悪性の鑑別は容易ではなく，例えば，hemangioendothelioma, hemangio-endothelial sarcoma, hemangiosarcoma, angiosarcoma 等の名称が同義語的に広い範囲の悪性血管性腫瘍を総称するものとして使われたり，低悪性度から高悪性度まで幅のある病変とみられたりする場合もある。

ここでは実用的な立場から，WHO 分類に完全に対応，準拠する形で，まず vascular malformation も含めた良性の血管性病変を hemangioma, skeletal angiomatosis, lymphangioma, glomus tumor（glomangioma, myopericytoma group）に代表させて分類する。次にそれ以外の多少とも細胞の異型を示す血管系腫瘍を血管内皮腫 hemangioendothelioma とし，ほとんど良性に近い高分化低悪性度（low grade）の病変から低分化高悪性度（high grade）の病変（血管肉腫 angiosarcoma）までの連続した spectrum として捉えた。このうち，特徴的な所見に欠ける高分化低悪性度血管内皮腫 hemangioendothelioma, not otherwise specified；NOS, low grade, grade 1, 2 については，WHO 分類の中間性（局所再発性，低頻度転移性）Intermediate (locally aggressive, rarely metastasizing) に含まれる類上皮血管腫 Epithelioid hemangioma 9125/0 と共に＊高分化血管内皮腫（非特異型）＊low grade hemangioendothelioma (hemangioendothelioma, grade 1 or 2)，NOS として含めた。

リンパ管の病変は極めて稀で，血管性病変と区別のつかないものや，真性の腫瘍というよりリンパ管の拡張とみるべき変化も含まれ，臨床上は血管性病変に含めて同様に扱われる場合も多い。特に悪性リンパ管腫瘍 lymphangiosarcoma は骨に仮に存在するとしても極めて稀で，組織学的にも治療上も血管肉腫と区別する意義が少ないと思われる。極めて稀にいわゆる malignant papillary endovascular angioendothelioma (Dabska) の骨発生例の報告がある。

なお，脈管腫瘍における WHO 分類第 4 版（2013 年版）と本書での分類案については，Ⅰ．骨腫瘍の分類　表 1（p3～7）と表 2（p8～10）を参照されたい。

良性　Benign

8-1　血管腫　Hemangioma 9120/0　図 114・115

真性の腫瘍のみならず，血管奇形 vascular malformation と思われるものも含み，脊椎骨，頭蓋骨，顎骨等に好発するが，特に脊椎骨の血管性腫瘍は偶発所見としても剖検例の約 10％にみられるとされ，約 1/3 は多発し，その多くは真の腫瘍ではない可能性もある。血管腫は女性にやや多く，ほとんどは無症状で偶然に見つかるが，椎体ではときに圧迫骨折や脊椎管内への進展により脊髄を圧迫することがある。組織像では毛細管状 capillary type もしくは海綿状 cavernous type を呈し，内皮細胞は扁平で目立たず核異型に欠ける。しばしば反応性の骨形成を伴い，骨芽細胞腫様を呈す

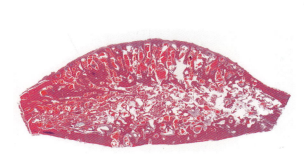

図114　Hemangioma
頭蓋骨のルーペ像。

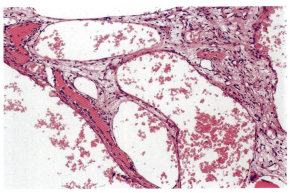

図115　Hemangioma

る場合もある。良性の経過をとるが脊椎骨例では重篤な合併症を起こすこともある。
　Low gradeの血管内皮腫は内皮細胞がplumpで異型を伴うが，鑑別はときとして難しい。

画像所見　図116
　頭蓋骨と脊椎骨に好発する。頭蓋発生の場合，単純X線像で骨が希薄となり，骨は外方に膨隆し，骨膜の反応性針状の骨形成を反映してsun-burst状となる。脊椎骨発生血管腫では，単純X線像で椎体骨の希薄化と縦方向の骨梁の増強がみられるため，縦の線が誇張されるrugger-jersey像がみられる。CTの横断面ではこの縦方向の骨梁増強が水玉様polka-dotにみえる。

8-2　*リンパ管腫　*Lymphangioma（5.1.2）
　リンパ管の腫瘍性増生もしくは形成異常は極めて稀で，血管腫と区別のつかない症

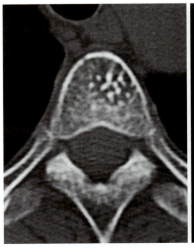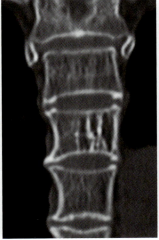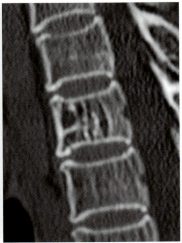

図116　血管腫の画像所見（CT）

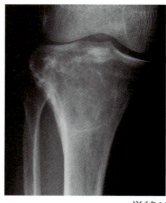
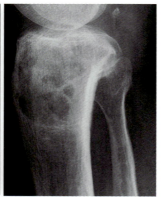

単純X線像

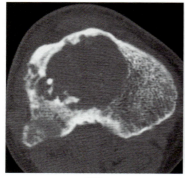
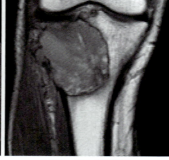
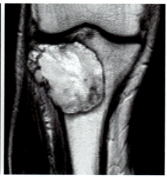

CT　　　　　　MRI　T1強調像　　　　MRI　T2強調像

図117　リンパ管腫の画像所見

例や，真性の腫瘍ではなくリンパ管の拡張とみるべき例もある．ほとんどは多発性であり，軟部にも同様の変化を伴う．囊胞状血管腫症との異同が問題となる．臨床上は血管性病変に含めて同様に扱われる場合も多い．極めて稀にいわゆる malignant papillary endovascular angioendothelioma（Dabska）の骨発生例の報告がある．

画像所見　図117

脊椎や肋骨，長管骨に好発する．多発性のものはしばしば軟部のリンパ管腫を伴う．画像上は囊腫状の骨皮質の膨隆を呈し，骨梁は粗造となる．血管腫と同様に sun-burst 状の骨膜反応を呈する場合があるが，骨皮質の破壊や軟部への浸潤は認めない．

8-3　*グロームス腫瘍　*Glomus tumor（glomangioma）

神経筋動脈性グロームス装置由来とも，平滑筋由来ともされる有痛性良性病変で，軟部腫瘍の pericytic (perivascular) tumors に分類され，軟部では特に爪下に好発し，極めて稀に骨内発生例が報告されているが，手指の末節骨に生じたものの多くは骨原発というよりも軟部腫瘍による骨の二次的な吸収欠損の可能性がある．組織像では，明るい胞体をもつ単核類円形細胞が血管周囲に細胞境界の明瞭な敷石状・索状に単調に配列する．

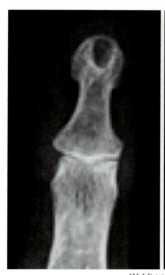

単純 X 線像　　　　　　　　MRI　T1 強調造影脂肪抑制像

図 118　グロームス腫瘍の画像所見

画像所見　図 118
　指趾の末節骨，爪下部に好発するが，骨盤，前腕，足部にも発生する。軟部組織に発生したものが隣接骨を圧排し変化を生じた場合が多いが，極めて稀に骨原発のものもある。境界明瞭な骨透亮像を呈するが，ときに皮質骨は膨隆し，周辺硬化像を認める場合があるため，類骨骨腫との鑑別が問題となる。

中間性（局所侵襲性）　Intermediate（locally aggressive）

8-4　*骨血管腫症　*Skeletal angiomatosis
　骨の多発性血管病変については定義・分類が一定していない。ここでは実用性を重視し臨床的に特徴のあるものをまとめた。

8-4-1　*嚢胞状血管腫症　*(diffuse) Cystic angiomatosis (Hamartomatous hemolymphangiomatosis, Diffuse or systematized hemangiomatosis)
　極めて稀な多発性の嚢胞状溶骨性病変で，骨膜反応を伴わない。小児に多く，主として 10 歳以下（多くは 3 歳以下）とされ，先天性病変の可能性がある。脊椎骨，肋骨，肩甲骨，骨盤骨等に多発し，ときに皮膚・軟部・内臓等にも病変を伴う。組織学的には海綿状血管腫状であるが，リンパ管腫状を呈する場合もある。個々の病変自体はむしろ限定性増生の性格を示し，自然退縮もみられる。

8-4-2　*広範骨融解　*Massive osteolysis (Gorham disease, disappearing bone disease, phantom bone disease)　図 119
　おそらく血管腫もしくはリンパ管腫と関連する原因不明の病変で，cystic angiomatosis と共通する点があるが，病変の破壊性がより強く，血管腫様の肉芽性変化を伴った浮腫状もしくは myxoid な線維性結合織により骨が置き換えられ，進行と共に

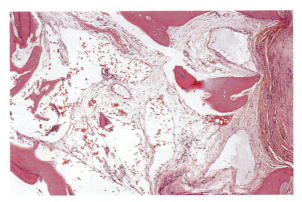

図 119　Massive osteolysis（Gorham disease, disappearing bone disease, phantom bone disease）
骨梁そのものが見えなくなることも多い。

骨の大部分が溶ける場合もある。

　　　　画像所見　図 120
　　　　四肢長管骨，特に上腕骨近位および大腿骨近位に好発するが，腸骨，坐骨，肩甲骨，肋骨，鎖骨にも発生し，稀には複数骨に多発する場合もある。単純 X 線像では皮質骨と海綿骨の骨透亮像を呈し，進行すれば病的骨折を伴う広範な骨融解像となる。吸収された骨の先端は先細りし，骨癒合は起こらない。肋骨に発生した場合，胸水貯留を認める場合がある。

中間性（局所侵襲性，低頻度転移性）　Intermediate（locally aggressive, rarely metastasizing）

　8-5　類上皮血管腫　Epithelioid hemangioma 9125/0
　8-6　*高分化血管内皮腫（非特異型）　*Low grade hemangioendothelioma（Hemangioendothelioma grade 1 or 2）, NOS　図 121〜124

　"Epithelioid" という修飾語は血管系腫瘍については，定義の明らかでないままに非特異的，一般的に使われる傾向にあり，現実には，高分化低悪性度血管内皮腫瘍のほとんどが，組織学的には，いわゆる "類上皮" 性 epithelioid の配列を多少なりとも示すとみてよいと思われる。類上皮血管腫 epithelioid hemangioma の定義や概念の範囲については未だに明確でない点があるので，ここでは，高分化低悪性度血管内皮腫瘍の一部として，*高分化血管内皮腫（非特異型）*low grade hemangioendothelioma（hemangioendothelioma grade 1 or 2），NOS と連続・重複する病変として記載した。事実 WHO 分類第 4 版（2013 年版）でも，中間性（局所侵襲性，低頻度転移性）Intermediate（locally aggressive, rarely metastasizing）の項目中に類上皮血管腫 Epithelioid hemangioma 9125/0 が含まれていることをみると，文献的に類上皮血管腫 Epithelioid hemangioma として報告されているものは，実際には高分化低悪性度血管内皮腫瘍としての*高分化血管内皮腫（非特異型）*low grade hemangioendo-

2 骨腫瘍病理各論　167

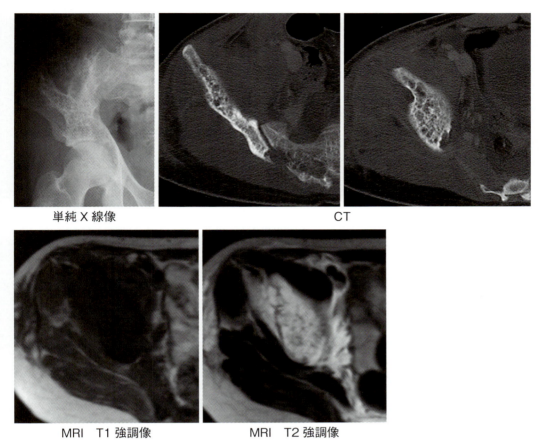

単純 X 線像　　　　　　　　　　CT

MRI　T1 強調像　　　　MRI　T2 強調像

図 120　広範骨融解の画像所見

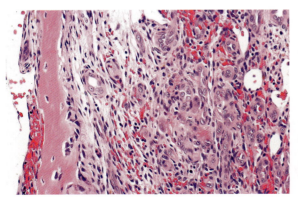

図 121　Low grade hemangioendothelioma
（grade 1）

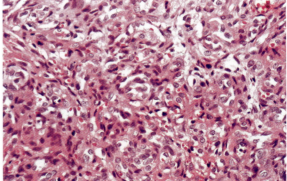

図 122　Low grade hemangioendothelioma
（grade 2）

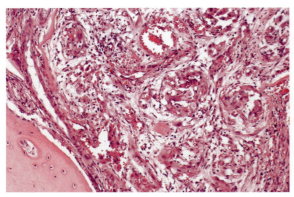

図123　Low grade hemangioendothelioma (grade 1-2)
Epithelioid pattern.

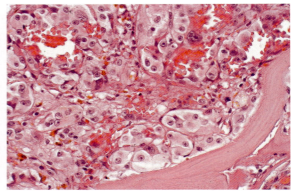

図124　Low grade hemangioendothelioma (grade 1-2)
Epithelioid pattern.

thelioma（hemangioendothelioma grade 1 or 2），NOS の一型としてみることが可能ではないか，とも思われる．

　軟部にみられる spindle hemangioma（従来の spindle hemangioendothelioma），Kaposiform hemangioendothelioma 等がもし骨に生じた場合もこの＊low grade hemangioendothelioma（hemangioendothelioma grade 1 or 2），NOS に含めておくのが整形外科診療上は実用的であろう．

　頻度は稀で，小児から老年まで広く分布するが，30〜40歳の成人に多く，男：女 ≒1.4：1 とされる．分布は広く，長管骨に多く，下肢骨，扁平骨，脊椎骨にもみられ，一肢の骨もしくは骨・軟部・皮膚に多発する場合もある．多くは局所の痛みを伴う．

　出血性の肉眼像のことが多く，大きさは 15 cm 以下，ほとんどは 7 cm 未満である．組織像では plump な細胞が空隙を取り囲み，血管内皮様の配列を示して掘割水路状の編み目を形成し，全体として多結節性・多房性・分葉状の増生を示す傾向にある．腔の内面を覆う腫瘍細胞は，軽度の核異型を伴い plump にみえることが多く，腔内への乳頭状・房状の pile up や tufting を示すほか，索状に配列したり密に増生する場合もある．多核巨細胞や，好酸球を主とする炎症細胞浸潤を伴うことが多く，稀には反応性骨形成もみられる．核異型の増加に伴い grade が上昇してみえたり，紡錘形細胞の増生により spindling が目立つ場合もあるが，壊死や高度の核異型に欠け，核分裂像は目立たない．免疫染色で第Ⅷ因子関連抗原，CD31，CD34，podoplanin（D2-40），Ulex europaeus，Fli-1 などの他，CK，EMA も陽性となる．類上皮血管内皮腫 epithelioid hemangioendothelioma にみられる WETR1-CAMTA1 の融合遺伝子はみられない．

　血管腫との鑑別は細胞の特徴や異型性による．類上皮血管内皮腫は，肺・肝等にみられる同名の腫瘍と同様の所見を呈し，myxoid もしくは硝子様状の背景内に上皮様配列を伴った細胞が疎に増生し，好酸性胞体内に空胞が目立ち印環細胞様を呈する細胞も伴う．血管肉腫 angiosarcoma（＊低分化血管内皮腫　＊high grade hemangioendothelioma, *hemangioendothelioma grade 3 or 4）は一層もしくは多層の異型細胞に覆われた血管網が不規則に繋がり，さらには未分化な細胞が密な集塊を作り，高悪性度肉腫，未分化肉腫の所見へと至る．出血，壊死は血管肉腫の可能性を示唆する．

外科切除の他，放射線照射も行われることがある．治療方針決定のためには多発性病変の有無を確認する必要がある．Locally aggressive ではあるが遠隔転移は稀とされ，組織像と予後とが相関しない症例もある．

悪性　Malignant

8-7　類上皮血管内皮腫　Epithelioid hemangioendothelioma 9133/3　図125・126

（従来の intravascular bronchioloalveolar tumor (IVBAT) of the lung を含めて）肺・肝において報告されている特異的な疾患概念としての epithelioid hemangioendothelioma と同様の組織像を呈し，myxoid な背景内に特徴的な空胞状の胞体を有する "signet-ring cell-like cell" もしくは "histiocytoid cell" の増生を認める特別の腫瘍であり，"上皮様の" 配列を示す血管内皮性腫瘍一般を非特異的に指すものではない．

頻度は極めて稀で，分布は広く，肺腫瘍もしくは肝腫瘍として知られている他に，骨病変の約半数は長管骨にみられ，一肢の骨もしくは骨・軟部・皮膚に多発する場合もあるが，遺伝子検索からは，多発性発生ではなく，単一の原発腫瘍からの転移と考えられる．多くは局所の痛みを伴う．

定義上，肺・肝等にみられるいわゆる "epithelioid hemangioendothelioma" ("IVBAT" など）の所見を呈し，myxoid もしくは chondroid 状の硝子化を伴う背景内に上皮様配列を伴った細胞が増生し，好酸性胞体内に空胞を伴う signet-ring cell 状の細胞も伴い，血液を容れた明瞭な血管腔自体はむしろ目立たない．核異型，核分裂像は通常目立たないが，経過と共に明らかな血管肉腫としての組織像を示す場合もある．免疫染色で第Ⅷ因子関連抗原，CD31，CD34，Fli-1，CK，EMA が陽性である．WETR1-CAMTA1 の融合遺伝子を示す．外科切除が行われ，予後には幅があり，組織像との相関に乏しく，複数の骨にみられる場合は予後不良とされる．

血管腫・血管肉腫との鑑別は細胞の特徴，異型性によるが，再発巣，転移巣などを含めて，血管肉腫としての高異型低分化腫瘍の組織像を示す場合は，本来の血管肉腫との鑑別は困難である．

> **画像所見**
> 脊椎や下肢骨に好発し，脛骨に最も多い．片側性，多中心性に発生することがある．単純 X 線像および CT では比較的境界明瞭な溶骨性病変を呈し，骨形成像や骨膜反応は伴わない．皮質骨は膨隆し，辺縁硬化像を呈することもある．MRI にて骨皮質の破壊と軟部組織への浸潤を認めることがある．

8-8　血管肉腫　Angiosarcoma 9120/3（*低分化血管内皮腫 *High grade hemangioendothelioma, Hemangioendothelioma grade 3 or 4）　図127

頻度は稀で，発生部位は，長管骨，脊椎骨・骨盤骨を含めた中心骨格などに広く分

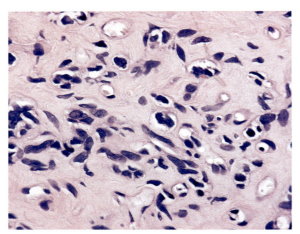

図125 Epithelioid hemangioendothelioma
Myxoid stroma 内の腫瘍細胞小集塊およびいわゆる signet-ring cell-like cell。いわゆる "epithelioid" な配列はむしろ目立たないのが特徴である。

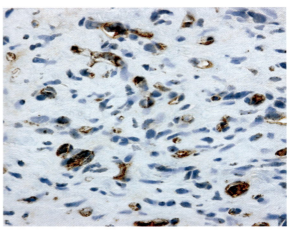

図126 Epithelioid hemangioendothelioma
CD31 の免疫染色。

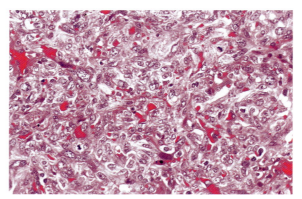

図127 Angiosarcoma（High grade hemangioendothelioma, Hemangioendothelioma grade 3 or 4）
核異型，mitosis が目立つ。

布し，ときとして指趾骨にもみられ，多発傾向も示す。多くは局所の痛みを伴う。

　出血性の肉眼像のことが多い。組織像では，高分化血管内皮腫（非特異型）*low grade hemangioendothelioma（hemangioendothelioma grade 1 or 2），NOS と連続性の spectrum をなし，血管腔の形成が明瞭なものから，血管腔内へと異型細胞が pile up し，血管腔形成が不分明となり，異型の目立つ細胞が不規則に増生し，紡錘形細胞増生を伴い，さらには，未分化な細胞が密な集塊を作り，高悪性度肉腫・未分化肉腫の所見へと至る。出血，壊死は高分化血管内皮腫よりも血管肉腫の可能性を示唆する。免疫染色で第Ⅷ因子関連抗原，CD31, CD34, podoplanin（D2-40），Ulex europaeus 等が陽性の場合がある。

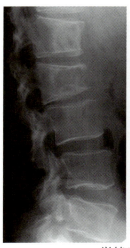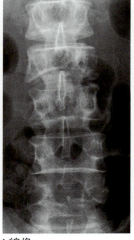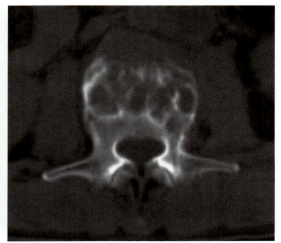

単純X線像　　　　　　　　　　　　　　　CT

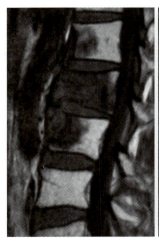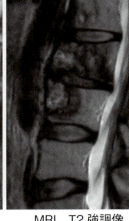

MRI　T1強調像　　　MRI　T2強調像

図128　血管肉腫の画像所見

　外科切除・放射線照射によっても，一般に極めて予後不良で，早期に肺転移をきたすが，悪性度と予後とが相関しない例もある。

　血管腫との鑑別は細胞の特徴，異型性による。＊高分化血管内皮腫（非特異型）＊ low grade hemangioendothelioma (hemangioendothelioma grade 1 or 2), NOS とは連続性の spectrum をなし，細胞の分化度・異型度，分裂像，出血・壊死の程度などにより区別される。血管肉腫は頻度が稀にもかかわらず，組織像が多様であるため組織診断の waste basket になる可能性があり，多発傾向などの臨床像とも相まって，腎癌などの転移性癌，線維肉腫等の紡錘形肉腫，血管に富む骨肉腫等が誤って血管肉腫と診断されることもあるが，免疫染色が鑑別に役立つ場合もある。

画像所見　　図128

　どの部位にも発生し，特徴的な画像所見はないが，単純X線像では辺縁

不明瞭な骨融解像を示し，骨皮質の破壊を伴うことがあるが，骨膜反応は稀である。同側の四肢などに多発性に発生することがあり，血管系腫瘍に特徴的な所見である。

9 筋原性腫瘍　Myogenic tumors

悪性　Malignant

9-1 平滑筋肉腫　Leiomyosarcoma of bone 8890/3　図 129・130

　骨原発の良性平滑筋腫は信頼できる報告に欠け，平滑筋様にみえる筋原性様細胞の骨内での増生の多くは myofibromatosis, myofibroblastoma 等にみられる myofibroblast の増生の可能性がある．平滑筋への分化を示す紡錘形細胞肉腫が極めて稀に骨にも報告されているが，女性の場合は子宮の平滑筋肉腫からの転移の可能性をまず考慮する必要があり，消化管の gastrointestinal stromal tumor（GIST），軟部平滑筋肉腫などの可能性も検討すべきで，転移の可能性が完全に除外された後に初めて，極めて稀な骨原発平滑筋肉腫の可能性を考慮すべきであろう．画像的，組織学的には線維肉腫との鑑別は困難で，臨床的にも両者を区別する意義に乏しい．年齢分布は幅広いが，繊維肉腫同様に年長者の長管骨，特に膝関節周囲の大腿骨や脛骨に好発し，頭骨，顔面骨にも報告がある．

　組織像では，紡錘形細胞が束状に交差，錯走し，棍棒状の核の長軸双極方向に辺縁の明瞭な好酸性胞体を伴い平滑筋への分化を示す．分化度に応じて，核の異型，多形性の程度，核分裂像の頻度，間質の膠原線維の量・硝子化の程度等に幅があるのも線維肉腫と同様である．免疫染色でのいわゆる筋原性マーカー（α-smooth muscle actin, desmin, HHF 35, h-caldesmon 等）は種々の紡錘形細胞腫瘍で非特異的に陽性となる場合があるので，診断の根拠とするには desmin を含めた複数の筋原性マーカーが広範に陽性となることが必要と考えられる．実際には myofibroblast も平滑筋と同様の形態学的所見を呈し得るので，免疫染色，電子顕微鏡等によっても myofibroblast の増生と真正の平滑筋細胞の増生との純形態学的区別は困難である．軟部平滑筋肉腫と同じく，リン酸化 RB 蛋白遺伝子およびリン酸化 RB 蛋白が欠損する．

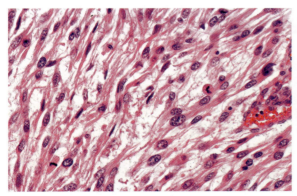

図 129　Leiomyosarcoma

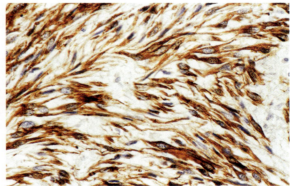

図 130　Leiomyosarcoma
Desmin 免疫染色．

10　脂肪性腫瘍　Lipogenic tumors

良性　Benign

10-1　脂肪腫　Lipoma of bone 8850/0　図131

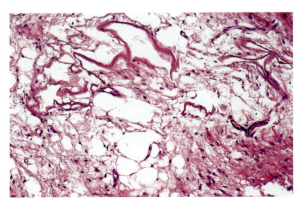

図131　Lipoma
虚血，梗塞に伴う脂肪織の膜状変化。

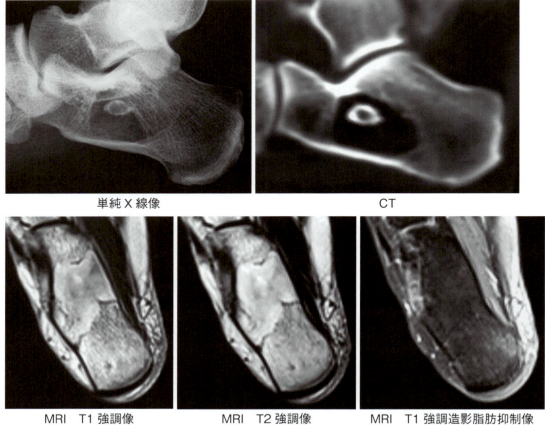

図132　脂肪腫の画像所見

骨内の脂肪性増生は稀で，骨内脂肪腫 intraosseous lipoma とも呼ばれる。成人の踵骨に好発し，長管骨骨幹端などにもみられる。画像上は境界明瞭な透亮像の中心部に骨梗塞状の石灰化を伴うことが多い。組織像では骨髄が脂肪織に置き換えられ，中心部に脂肪壊死，梗塞状の所見や石灰化がみられる。膜状脂質異栄養症（脂質膜様多嚢胞性骨異形成，Nasu-Hakola 病）にみられるような脂肪組織内に波打った襞状の特徴的な膜構造が，虚血の結果として非特異的に認められる時がある。

血管脂肪腫様奇形 angiolipomatous malformation は主として脊椎椎体にみられる。傍骨性脂肪腫 parosteal lipoma（骨膜性脂肪腫 periosteal lipoma）は骨皮質に接した脂肪性増生で，骨，軟骨新生を伴い，軟部脂肪腫と同様に t(3;12)(q28;q14) による HMGA2-LPP 融合遺伝子を示す。

画像所見 図132
長管骨の骨幹端，踵骨に好発する。単純 X 線像では地図状の骨融解性病変を示し，症例により辺縁硬化の程度は異なる。中心に石灰化を呈することが多く，CT，MRI では成熟した脂肪を反映した像を示す。

悪性 Malignant

10-2 脂肪肉腫 Liposarcoma of bone 8850/3

骨の脂肪肉腫は極めて稀で，ほとんどは軟部腫瘍の骨内浸潤もしくは骨転移と思われる。長管骨，特に脛骨，大腿骨に多いとされる。骨関連脂肪肉腫として確実なのは，傍骨性脂肪腫 parosteal lipoma に対応する傍骨性脂肪肉腫 parosteal liposarcoma であるが，これは ring chromosomes，HMGA2 遺伝子および MDM2 遺伝子を含む染色体 12q14.2-21.2 領域の増幅や，1q21.2-31.2 領域の増幅を示し，軟部の atypical lipomatous tumor/well differentiated lipoma と同様の遺伝子異常を示す。Myxoid liposarcoma の所見を呈する報告例もある。

11　新生物としての性質が不確定な腫瘍群　Tumors of undefined neoplastic nature

良性　Benign

11-1　単発性骨嚢腫　Simple bone cyst（孤立性骨嚢腫 Solitary bone cyst，単胞性骨嚢腫 Unicameral bone cyst）　図133

　麦藁色透明もしくはときに血性の液を容れた単胞性の腔で，骨成長の障害に基づくとされたり，内容液の組成が血清と共通することから，血管形成異常による循環障害を成因に想定する意見もある。20歳以下にみられ，男性にやや多く，上腕骨近位骨幹端，大腿骨近位骨幹端に好発し，腸骨，踵骨発生例は年齢が高い傾向がある。

　組織学的に壁は疎で血管に富み，紡錘形細胞，破骨細胞様多核巨細胞，新旧の出血巣，ヘモジデリン，cholesterol cleft 等を伴う。"Fibrin-like" や "cement-like" などと形容される好酸性物質が層状もしくは塊状時には石灰化を伴って散在するが，これは，硝子化した結合織基質，フィブリンの石灰化，骨梁の吸収像等の可能性がある。骨折による修飾や修復性変化を伴うことがある。

画像所見　図134

　上腕骨近位，大腿骨近位の順に多く，骨端線近傍の骨幹端側に発生する。単純X線像では骨幹端から骨幹にかけての辺縁明瞭な骨透亮像を呈し，皮質の菲薄化・膨隆を伴うことがあるが，骨端線を越えることはない。上腕骨発生の場合は病的骨折を起こして受診する場合が多い。病変が骨端線近傍に存在する場合を"active phase"，正常な海綿骨が骨端線と病変間に存在する場合を"latent phase"と呼ぶ。骨膜反応は病的骨折部位以外にはほとんど認められない。MRIでは液体貯留を反映し，T2強調像で著明な高輝度を示すが，病的骨折症例では血性内容液を反映した像を示す。造影MRIでは病変の辺縁や隔壁のみ造影される。MRIにて充実性成分を示す所見がある場合，二次性の嚢腫様変化を示す疾患を考慮する必要がある。

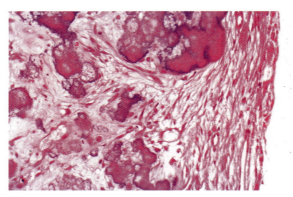

図133　Solitary bone cyst（Simple or Unicameral bone cyst）
壁内に二次的変化がみられる。

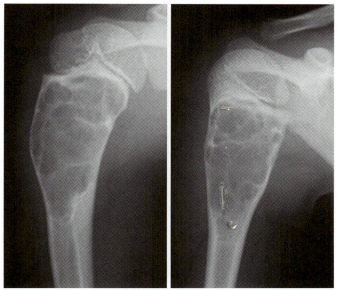

単純X線像

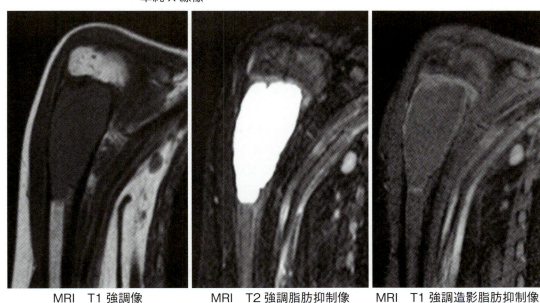

MRI　T1強調像　　　　MRI　T2強調脂肪抑制像　　　MRI　T1強調造影脂肪抑制像

図134　単発性骨嚢腫の画像所見

11-2　線維性異形成　Fibrous dysplasia 8818/0　図135・図136

線維性骨梁 woven bone と間質性の紡錘形細胞増生とよりなる，単発性もしくは多発性の骨病変で，多発性の場合は片側に偏る場合と全身に広範に拡がる場合とがあり，McCune-Albright 症候群（多発性線維性異形成，皮膚色素沈着，内分泌機能亢進，(特に女児の)性早熟）を伴うこともある。McCune-Albright 症候群を伴うもの

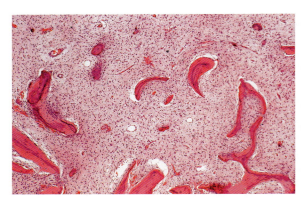

図135　Fibrous dysplasia

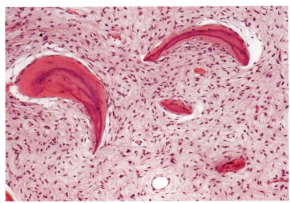

図136　Fibrous dysplasia
間質は浮腫状で，単核細胞を混じる。

も含め polyostotic, monostotic のいずれの type でも，細胞膜受容体を介するシグナル伝達に関与する Gs alpha 蛋白をコードする GNAS 遺伝子（20q13）のミスセンス突然変異（R201H＞R201C＞Q227L）を伴う。筋肉内粘液腫を伴う稀な症例は Mazabraud 症候群と呼ばれる。FGF-23 の過剰産生により，腫瘍原性骨軟化症 oncogenic osteomalacia を示す例もある。

　多くは30歳以下，特に20歳以下の顎骨，頭蓋骨，肋骨，大腿骨近位，脛骨等に好発し，肋骨発生例は年齢が高い傾向がある。大腿骨近位例では病的骨折，顎骨・頭蓋骨例では顔面変形を伴う場合がある。

　組織像では膠原線維を含む線維性増生を背景に，特徴的な形状のいわゆる"釣り針状"もしくは C-shaped の woven bone に加えて砂粒小体状・小円形の石灰化が散在し，典型的には骨芽細胞の縁取りを伴わずに線維性の背景から直接化生骨が形成されているようにみえるが，ときには骨芽細胞の縁取りがみえることもある。紡錘形細胞の密度は低く核異型に欠け分裂像は稀で，ときとして storiform pattern を呈する場合もあり，浮腫，粘液変性，炎症細胞浸潤，泡沫細胞出現等の二次的変化を伴う。粘液変性が目立つと，線維粘液腫 fibromyxoma や軟骨粘液線維腫 chondromyxoid fibroma と見誤られる場合もある。特に多発例や大腿骨頸部発生例等で稀に軟骨が混在し，軟骨成分に富む稀な症例は線維軟骨性形成 fibrocartilaginous dysplasia と呼ばれることがある。ときに二次的な動脈瘤様骨嚢腫や巨細胞反応様変化を伴う場合は一見悪性化を思わせることもある。

　顎骨を含む顔面骨での fibro-osseous lesions の terminology については未だに混乱があり，①顔面の変形を伴うような，しばしば進行性の典型的な従来の（monostotic or polyostotic）fibrous dysplasia，②石灰化小球の目立つ，いわゆる ossifying fibroma（cementifying fibroma, cemento-ossifying fibroma, juvenile(active/aggressive) ossifying fibroma），③骨化が目立ちいわゆる fibro-osseous dysplasia, fibro-osteoma, osteofibroma 等と呼ばれるような硬化像を示す場合，④ osteoblastoma/cementoblastoma 状の骨形成を呈し，いわば "osteoblastic fibroma" もしくは "fibrous osteoblastoma" とでも形容されるような osteoblastoma 様の変化等が恣意的に混在している可能性もある．囊胞形成などの二次的修飾が加わると，骨囊胞等との鑑別が問題となるが，単発性骨囊腫の壁には，吸収され変性に陥った骨梁を思わせる好酸性のfibrin 様物質や石灰化物などを伴った肉芽状の線維性結合織（いわゆる "fibro-osseous repair"）がみられる．骨線維性異形成 osteofibrous dysplasia は主として 10 歳以下の年少児の脛骨骨幹部に好発する骨皮質内病変で，骨アダマンチノーマ adamantinoma of bone との異同が問題となり，組織学的には骨芽細胞の縁取りを伴ったactive な骨形成を特徴とする．高分化型骨肉腫との鑑別には画像所見が大切で，画像的，組織学的な周囲への浸潤傾向が最も重要な所見である．組織像では，高分化型骨肉腫の背景は比較的密な印象を与え，細胞増生が単調で二次的変化に乏しく，免疫染色で MDM2＋，CDK4＋とされ，遺伝学的に MDM2 の増幅があるとされる．

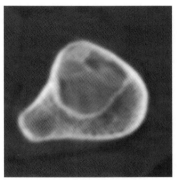
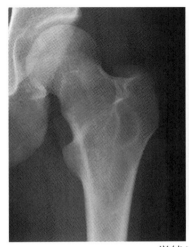
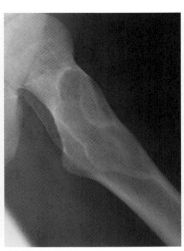
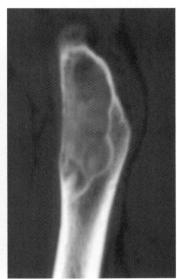

単純 X 線像　　　　　　　　　　　　　　　　CT

図 137　線維性異形成の画像所見

画像所見　図 137

大腿骨，頭蓋顔面骨に好発するが，どの骨にも発生することがあり，単骨性と多骨性がある。単純 X 線像では非進行性地図状病変として捉えられ，骨梁構造を失い，すりガラス様陰影（ground glass appearance）を呈する。病変の拡大により辺縁の皮質は菲薄化・膨隆する。一般的に，合併症としての骨折がない場合は，軟部病変や骨膜反応像を呈することはない。大腿骨近位部では腫瘍により骨強度が低下し，特徴的な内反股を呈し，shepherd's crook（羊飼いの杖）変形と呼ばれる。病変は経年変化と二次性変化によりさまざまに修飾された像を呈するようになる。CT，MRI，骨シンチグラフィによりこれらの病変の性状と拡がりを描出することができる。

11-3　骨線維性異形成　Osteofibrous dysplasia　図 138

10 歳以下の年少児の脛骨，ときに腓骨にみられる稀な病変で，従来，長管骨の骨化性線維腫 "ossifying fibroma of the long bones" として報告された病変と同じものと考えられるが，顎骨で用いられてきた "ossifying fibroma" は臨床所見，組織像共に本病変とは異なる。線維性異形成が髄質に生じるのに対して，骨皮質を主座とする点に特徴がある。

組織像では線維性結合織を背景に層構造を示さぬ未熟な骨梁もしくは類骨が散在し，線維性異形成に比べ骨梁周囲の骨芽細胞の縁取りが目立つのが特徴とされるが，背景も active な印象を与え，肉芽状の間質内に storiform pattern を呈しつつ幼若な線維芽細胞様細胞が増生する。かなりの頻度で keratin 陽性の細胞が認められるという報告がある。

長期的な予後は良好とされ，患児の成熟とともに自然消退する傾向もあるが，15 歳以下で掻爬・骨移植を行うとほとんどの症例で病変の拡大と共に再発するので，特に 10 歳以下では外科的侵襲は禁忌とみてよい。

線維性異形成は主として髄内病変であり，結合織の細胞密度が概して低く，紡錘形細胞も成熟したおとなしいものが主で，背景に，膠原線維の増生，浮腫，リンパ球浸

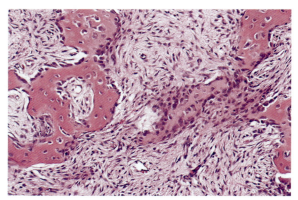

図 138　Osteofibrous dysplasia
間質の紡錘形細胞増生も骨形成も共に active である。

潤，泡沫細胞の出現等の二次的な所見が目立つ場合が多い．Gs alpha 蛋白をコードする GNAS 遺伝子（20q13）の突然変異を伴う．長管骨アダマンチノーマも脛骨骨皮質の融解像を呈することが多いが，一般に辺縁骨硬化に乏しく浸潤性性格を示し，明かな上皮性成分を含む症例の他，稀に線維肉腫様の紡錘形細胞優位の組織像もみられる．①一部に骨線維性異形成様の部分がみられたり，②両者の紡錘形細胞において染色体 7, 8, 12, 21 の trisomy が共通する点，③免疫染色で，骨線維性異形成において keratin 陽性となる場合がある点，④両者共に podoplanin（D2-40）陽性である点などより，両者を類縁の病変，もしくは連続した spectrum に含まれる病変とみる意見があるが，骨線維性異形成の長期追跡例で典型的な長管骨アダマンチノーマとしての臨床像・病理所見へと進展した例には乏しいため，治療方針の上では両者を区別する意義があると考えられる．

画像所見　図 139
若年者の脛骨・腓骨に多い．単純 X 線像では前外側骨皮質が多房性で骨融解性の膨隆を示す．骨皮質の肥厚と硬化を伴った骨幹部の前弯変形が特徴的である．同時に主病変の近位あるいは遠位に骨融解性の病変を伴うことが多い．CT あるいは MRI では多房性の前外側骨皮質内にある融解性病変，皮質の菲薄化・途絶，髄腔の狭小化が認められる．

11-4　軟骨間葉性過誤腫　Chondromesenchymal hamartoma（胸壁過誤腫 Chest wall hamartoma，胸壁間葉性過誤腫 Mesenchymal hamartoma of chest wall，乳幼児胸壁血管軟骨性過誤腫 Vascular and cartilaginous hamartoma of the chest wall in infants）　図 140・141

新生児・幼児の胸壁に生じる極めて稀な多房性・分葉状腫瘤で，intrathoracic mesenchymoma と呼ばれたこともある．ほとんどは生下時より存在し，巨大病変の場合は正常分娩が困難な時もある．軟骨は結節状で典型的には骨梁への成熟傾向を示し，軟骨内骨化を示して骨端軟骨に似るが，軟骨肉腫と見誤るほどに細胞密度が高くなったり，多核巨細胞を混じて紡錘形細胞の増生する部分や二次的な動脈瘤様骨嚢腫を伴う場合もある．

11-5　Rosai-Dorfman 病　Rosai-Dorfman disease（洞組織球症 Sinus histiocytosis with massive lymphadenopathy）

原因不明のリンパ節病変であるが，節外病変として眼窩およびその近傍をはじめとする頭頸部・上気道・皮膚・皮下・中枢神経系等の外，稀ながら骨にも報告がある．組織像ではリンパ球・形質細胞が polyclonal に増加し，著明に増生した組織球系細胞が淡明もしくは好酸性の広い胞体内にリンパ球や形質細胞を容れ，いわゆる em-peripolesis（lymphocytopagocytosis）を示し，免疫染色では，S-100 protein, CD68, CD163, が陽性で，CD1a 陰性である．

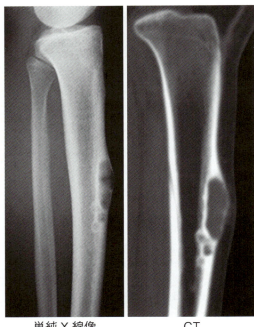

単純X線像　　　　　CT

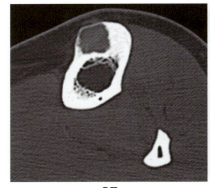
CT

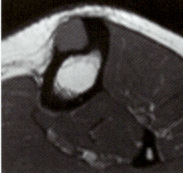
MRI　T1強調像

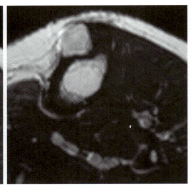
MRI　T2強調像

図139　骨線維性異形成の画像所見

中間性（局所侵襲性）　Intermediate（locally aggressive）

11-6　動脈瘤様骨囊腫　Aneurysmal bone cyst 9260/0　図142・143

血液を容れた大小の腔が結合織性の隔壁により互いに隔てられて囊胞状を呈し，t(16:17)(q22:p13)によるCDH11-UPS6融合遺伝子を伴い，急速に増大する場合もあるため，臨床的には腫瘍性性格の可能性が指摘されている。先行疾患の明らかでない本来の腫瘍を一次性動脈瘤様骨囊腫と呼び，軟骨芽細胞腫，骨巨細胞腫，骨芽細胞腫，線維性異形成，骨幹端線維性欠損，軟骨間葉性過誤腫，骨折等の良性骨病変で囊胞状変化が病変の主体を占める場合を二次性動脈瘤様骨囊腫と呼ぶ場合もある。

囊胞の有無は本質的ではなく基本的には骨内の増殖性変化であるとみる立場もあ

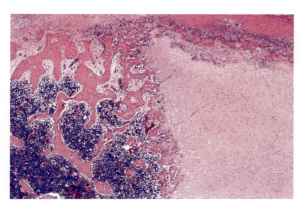

図140 Chondromesenchymal hamartoma（Mesenchymal hamartoma of chest wall, Vascular and cartilaginous hamartoma of the chest wall in infants）
骨端軟骨状の骨・軟骨形成（大阪府立母子保健総合医療センター 中山雅弘先生のご厚意による）。

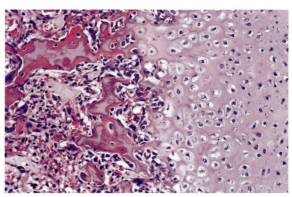

図141 Chondromesenchymal hamartoma（Mesenchymal hamartoma of chest wall, Vascular and cartilaginous hamartoma of the chest wall in infants）
骨端軟骨状の骨・軟骨形成（大阪府立母子保健総合医療センター 中山雅弘先生のご厚意による）。

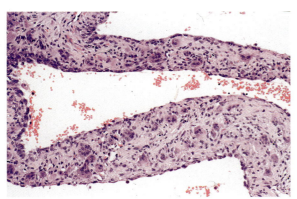

図142 Aneurysmal bone cyst
多核巨細胞と反応性骨形成。

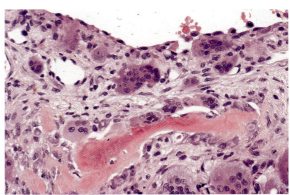

図143 Aneurysmal bone cyst
多核巨細胞と反応性骨形成。

り，事実，実質性病変が優位となるいわゆる solid variant of aneurysmal bone cyst も報告されている。従来，特に手指骨・足趾骨において顎骨の giant cell reparative granuloma にならって用いられている巨細胞（修復性）肉芽腫 giant cell（reparative）granuloma をもこれに関連した病変として含め，組織像の特徴から全体として"巨細胞反応 giant cell reaction"と呼び，骨内の増殖性変化としてまとめようとする考え方もある。これについては，本分類の 6 富破骨細胞性巨細胞腫瘍 Osteoclastic giant cell rich tumors の章の，良性 Benign 6-1 指趾骨巨細胞性病変 Giant cell lesion of the small bones（no ICD-O）（巨細胞(修復性)肉芽腫 Giant cell (reparative) granuloma, 巨細胞反応 Giant cell reaction, Solid variant of aneurysmal bone cyst）の項において述べる。

通常30歳以下，特に10〜20歳に多い。扁平骨，脊椎骨の他，長管骨の骨幹端や骨幹部に好発し，脊椎骨では，椎体よりも後方の突起部に多い。

肉眼的には活発な出血を伴う空洞を形成し，病変の大きさにもかかわらず標本作成可能な検体がわずかしか得られない場合が多い。組織像では，紡錘形細胞の疎な配列よりなり，骨，類骨，多核巨細胞等を伴う結合織性の隔壁によって，血清もしくは血液そのものを容れた大小の腔が互いに隔てられ，隔壁の内面を被う細胞層直下に紡錘形細胞と共に多数の多核巨細胞が並び，繊細な類骨が出現する。内腔を覆う細胞層は血管内皮ではないとされる。核分裂像が目立つものの核異型には乏しい紡錘形細胞が多核巨細胞を交えて増生する充実性の部分がほとんどの例に存在し，レース状，梁柱状の類骨形成や石灰化した基質を伴うことが多い。ときにはこのような充実性部分のみよりなり，肉眼的あるいは顕微鏡的に囊胞状空隙をほとんど示さない場合もあり，solid variant of aneurysmal bone cyst と呼ばれる。

掻爬のみでは約20〜25％に再発があるとされる。悪性化の報告があるが，当初から囊胞性変化を伴う他の悪性腫瘍であった可能性も考えられる。

骨巨細胞腫も囊胞状変化を呈する時があるが，線維形成性の背景に乏しい。単発性骨囊腫は画像所見・好発部位がやや異なり，壁は "fibro-osseous repair" 状を呈することが多く，動脈瘤様骨囊腫にみられるような細胞成分に富むactiveな増生には乏しい。血管拡張型骨肉腫の間質にみられる細胞は動脈瘤様骨囊腫と異なり多形性，異型性が強い。通常型骨肉腫は明らかに腫瘍性の単調な増生を呈し，動脈瘤様骨囊腫壁や巨細胞反応にみられる層状のzone形成等を伴う反応性増生とは異なる。

画像所見　図144〜146

長管骨の骨幹端部に好発するが，脊椎や骨盤骨の発生も多い。手足の指骨に発生することも稀ではない。単純X線像，CTでは骨囊腫に類似した骨幹端から骨幹にかけての辺縁明瞭な骨透亮像を呈し，骨皮質の菲薄化や膨隆を認める。Soap-bubbleと呼ばれる多房性の所見を呈し，骨皮質の消失を伴うこともある。

MRIでは境界明瞭で内部に隔壁を有する多房性の病巣を呈するが，内部の血液成分を反映し fluid-fluid level を認める。充実性成分を示す所見があれば，巨細胞修復性肉芽腫や二次性変化を示す疾患を鑑別する必要がある。

11-7　Langerhans細胞組織球症　Langerhans cell histiocytosis 9751/1（Langerhans細胞肉芽腫症 Langerhans cell granulomatosis, 好酸球性肉芽腫 Eosinophilic granuloma, 組織球症X Histiocytosis X）　図147〜149

11-7-1　単骨性　Monostotic 9752/1
11-7-2　多骨性　Polyostotic 9753/1

表皮のLangerhans細胞と共通する特徴を示す細胞の増生により多様な臨床像を呈し，腫瘍性とする報告もあり，BRAF遺伝子のV600E突然変異が約半数の症例で認められる。幼児にみられる多発性のLetterer-Siwe病は単一の疾患ではなくいくつかの病態を含む病変とされるが，その内のあるものは，同じく多発性のHand-

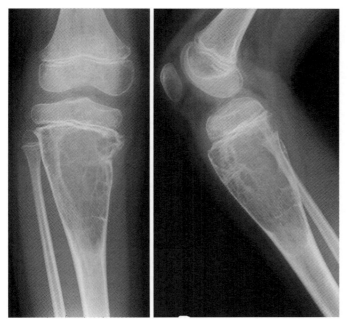

単純X線像

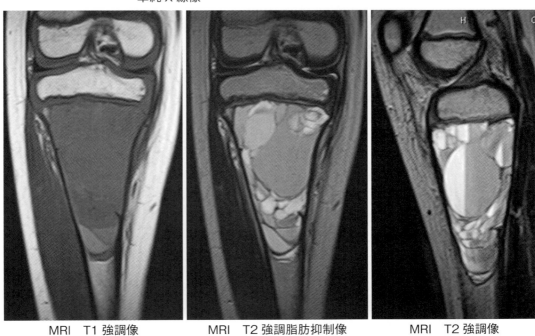

MRI　T1強調像　　　　MRI　T2強調脂肪抑制像　　　　MRI　T2強調像

図144　動脈瘤様骨嚢腫の画像所見①

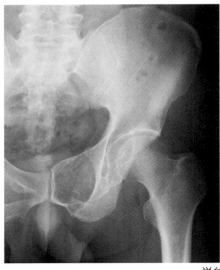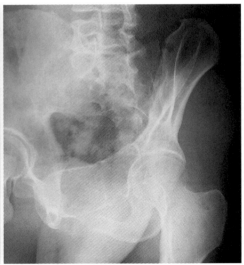

単純X線像

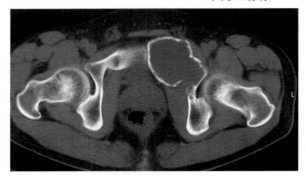

CT

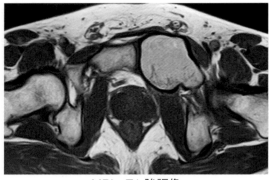

MRI　T1強調像　　　　　　　　　　MRI　T2強調像

図145　動脈瘤様骨嚢腫の画像所見②

　Schüller-Christian病や主として単発性の好酸球性肉芽腫と共にhistiocytosis Xとして一括される場合もある。20歳以下に好発し，頭蓋骨，下顎骨，肋骨等の扁平骨や，上腕骨，大腿骨，脊椎骨等に多い。単発性の場合は局所の痛みが主だが，汎発性の場

2 骨腫瘍病理各論　187

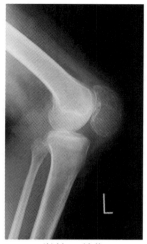
単純X線像

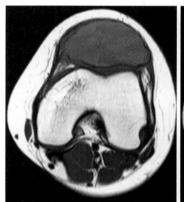
MRI　T1強調像

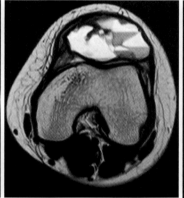
MRI　T2強調脂肪抑制像

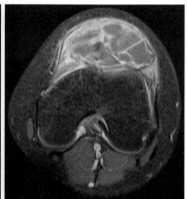
MRI　T1強調造影脂肪抑制像

図146　動脈瘤様骨嚢腫の画像所見③

　合はLetterer-Siwe病やHand-Schüller-Christian病の一部であることが多く，リンパ節腫脹，皮膚病変，尿崩症等を伴う．
　組織像ではLangerhans細胞と呼ばれる組織球性細胞の密な増生・集簇よりなり，弱拡大で病変がpatchyなことが多い．卵円形の核には分葉や切れ込みを伴い，典型的には縦溝によりコーヒー豆様を呈し，異型核分裂像も稀ではない．好酸性の広い胞体に電子顕微鏡でマッチ棒もしくはテニスラケット状の構造物（Birbeck顆粒）がみられるのが特徴的とされる．免疫染色では，S-100 protein，CD1a，CD207/Langerinが陽性とされ，CD45は陰性の場合もあるとされる．種々の程度に好酸球を混じる他，形質細胞，リンパ球，好中球，多核巨細胞等に富み，壊死や巨細胞反応も頻繁に伴う．
　予後は組織型と相関するとも，病期の方がより重要ともされるが，肝脾腫，血小板減少，低年齢，3ヵ所以上の骨に多発の場合に予後不良とする報告もある．骨のみの

188　Ⅷ　骨腫瘍の病理

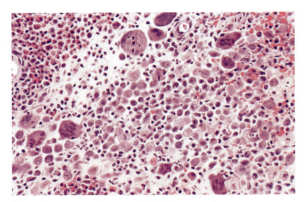
図147　Langerhans cell histiocytosis
Patchyな分布を示す点が重要である。

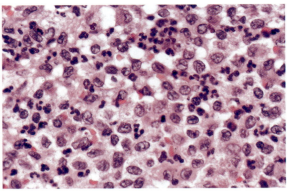
図148　Langerhans cell histiocytosis
切れ込みのあるコーヒー豆状の核。

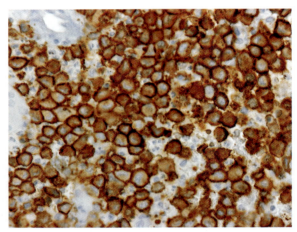
図149　Langerhans cell histiocytosis
CD1a免疫染色。

単発巣の場合は自然消退もある。

　骨髄炎のうち非定型的なものでは組織球症との鑑別の難しい場合があり，免疫染色が必要な場合がある。Rosai-Dorfman病は骨には稀で，いわゆるemperipolesis（lymphocytopagocytosis）を示し，免疫染色では，S-100 protein, CD68, CD163が陽性で，CD1a陰性である。悪性リンパ腫ではLangerhans細胞組織球症に特徴的な核の形態はみられず，免疫染色が鑑別に有効な場合がある。Ewing肉腫が画像的に好酸球性肉芽腫様を呈する時があるが，組織学的鑑別は容易である。

　　　　　画像所見　図150・151
　　頭蓋顔面骨，下顎骨，椎体，肋骨，骨盤，大腿骨に好発する。単純X線像では単発あるいは多発性の骨融解性病変で辺縁は明瞭から不明瞭までさまざまで，病変が拡大すると皮質内側の皿状陥凹を示す。3次元的な骨破壊が，画像上では骨皮質が斜めに，また波打つようにみえるため，"hole in

a hole", "beveled-edge" とも呼ばれる。長管骨では骨幹部に好発し，骨びらんを起こし，タマネギの皮様骨膜反応を伴うことが多いため骨髄炎やEwing 肉腫との鑑別が必要となる。脊椎病変では椎体が圧壊，平坦化（vertebral plana, Calve 扁平椎）する。頭蓋では典型的には punched-out 像を呈する。

11-8　Erdheim-Chester 病　Erdheim-Chester disease 9750/1

泡沫細胞を呈する組織球系細胞の増生により，両側下肢長管骨，軟部，肺，中枢神経系などに黄色肉芽腫性変化 xanthogranulomatous change が拡がり，進行と共に，骨融解性変化と骨硬化性変化とが混在し，骨 Paget 病様の変化を伴う場合もある。Langerhans cell histiocytosis と同様に BRAF V600E をコードする BRAF 遺伝子の突然変異が約半数の症例で報告されている。免疫染色では，増生泡沫細胞は，CD14, CD68, CD163, 第XIIIa 因子, fascin 等が陽性，CD1a, CD207/Langerin は陰性，S-100 protein も多くは陰性とされる。広範な臓器病変を伴う場合は予後不良である。

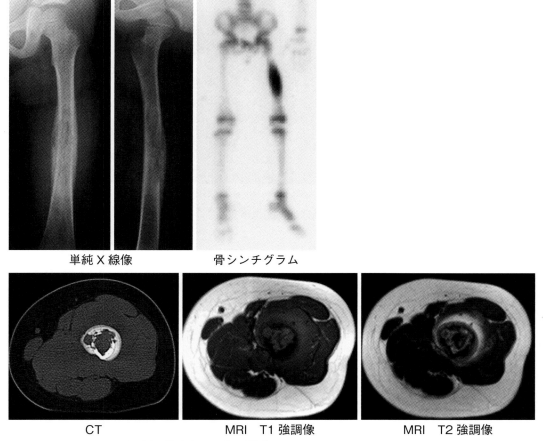

図 150　Langerhans 細胞組織球症の画像所見①

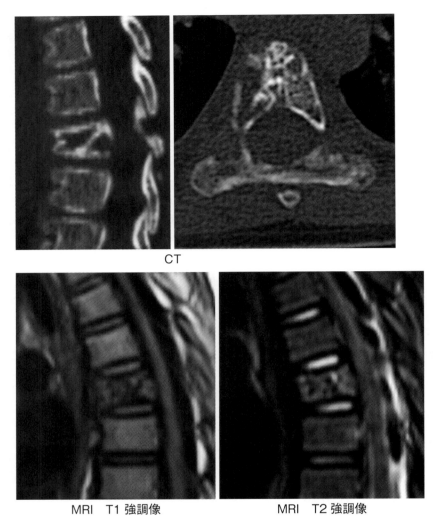

図151 Langerhans細胞組織球症の画像所見②

12 その他の腫瘍　Miscellaneous tumors

良性　Benign

12-1 *先天性線維腫症　*Congenital fibromatosis（Infantile myofibromatosis）（Myopericytoma, Infantile hemangiopericytoma）　図152

新生児，乳幼児，小児に好発し，ほとんどは2歳以下にみられる稀な腫瘤で，骨や軟部に単発もしくは多発する他，内臓を広く侵す例もある。骨病変は頭部の骨に多く，組織像は分葉状の結節形成傾向があり，筋原性を思わせる好酸性胞体を有する紡錘形細胞がmyxoidな背景内に疎に配列して増生し，血管様の空隙に富み，血管外皮腫状の配列を示す場合もある。骨，軟部のみの病変は自然退縮する時があるが，内臓病変を伴う例では予後不良の場合がある。

中間性（低頻度転移性）　Intermediate（rarely metastasizing）

12-2 *高リン尿性間葉系腫瘍　*Phosphaturic mesenchymal tumor（*腫瘍原性骨軟化症　*Oncogenic osteomalacia）　図153・154

骨もしくは軟部の間葉系腫瘍から産生されるFGF23（fibroblast growth factor 23）によって腎尿細管のリン再吸収が抑制され，高リン尿症，低リン血症により骨軟化症をきたす病態である。血中カルシウムは正常で，血中の活性型ビタミンD3（1,25-dihydroxyvitamin D3）は著明に低下する。極めて稀で，中年成人に多い。腫瘍病変そのものは，従来の骨腫瘍のcategoryに従えば，線維性異形成，骨幹端線維性欠損（非骨化性線維腫），血管外皮腫，血管腫，軟骨芽細胞腫，軟骨粘液線維腫，骨芽細胞腫，骨巨細胞腫，骨肉腫，未分化高悪性度多形肉腫等に類似したさまざまな所見を呈するとされるが，実際の組織像では血管に富み，ほとんどの例で血管外皮腫様の部分を含む他，石灰化や骨，類骨，軟骨の形成を示す紡錘形細胞増生を伴い，多

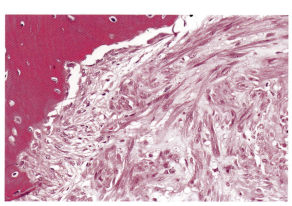

図152　Congenital fibromatosis（Infantile myofibromatosis）
骨内にみられるmyofibroblastの増生。

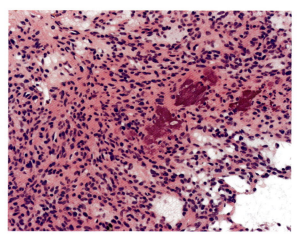

図153　Phosphaturic mesenchymal tumor（Oncogenic osteomalacia）
石灰化を伴う短紡錘形細胞増生。

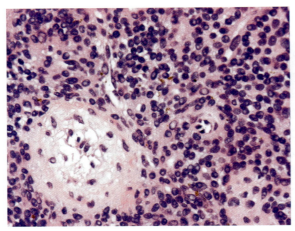

図 154　Phosphaturic mesenchymal tumor（Oncogenic osteomalacia）
小円形細胞の hemangiopericytomatous pattern。

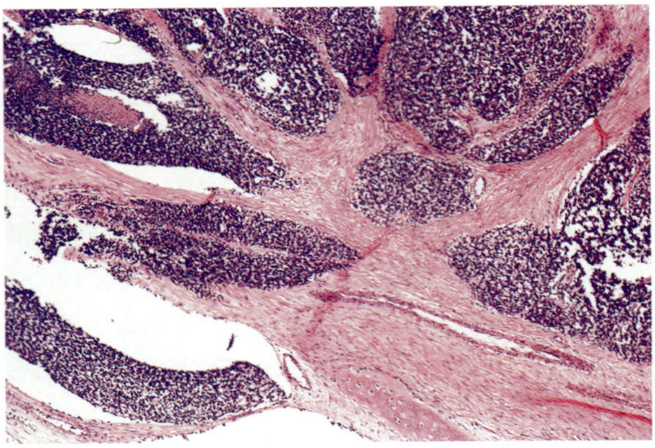

図 155　Ewing sarcoma/PNET group
線維性隔壁に囲まれた増生。

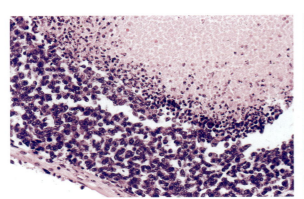

図 156　Ewing sarcoma/PNET group
腫瘍巣中心壊死。

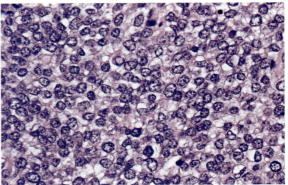

図 157　Ewing sarcoma/PNET group

核巨細胞が目立つ場合が多く，高リン尿性間葉系腫瘍 phosphaturic mesenchymal tumor として総称した方が適切な症例が多い。免疫染色で，FGF23 が陽性の場合もある。

悪性　Malignant

12-3　Ewing 肉腫　Ewing sarcoma 9264/3（Ewing 肉腫/PNET 群 Ewing sarcoma/PNET group，未熟神経外胚葉腫瘍(原始神経外胚葉腫瘍) Primitive neuroectodermal tumor of bone；PNET）　図 155〜157

　Ewing 肉腫と従来のいわゆる原始神経外胚葉腫瘍，未熟神経外胚葉腫瘍 primitive neuroectodermal tumor of bone；PNET とは，単一の腫瘍と考えられる。小円形細胞が密に増生し，比較的均一な組織像を呈する悪性腫瘍で，神経原性とする意見が有

力である．小児胸壁腫瘍としてみられる場合は，Askin 腫瘍 Askin tumor と呼ばれる場合もある．

　全悪性骨腫瘍の約 6% と稀で，大腿骨，脛骨，上腕骨，腓骨等，長管骨の骨幹部に多いが，骨盤骨，肩甲骨，肋骨，鎖骨，下顎骨等の扁平骨や脊椎にもみられる．5〜15 歳に好発し，男児に多い．局所の疼痛，腫脹，熱発，体重減少，血沈亢進等の骨髄炎様全身症状を示す場合がある．

　肉眼的には実質性，髄様，ときに膿汁状にみえ，しばしば広範な壊死を伴う．線維性の隔壁に大きく囲まれた小円形細胞が密なシート状に配列し，細胞集塊の中央部に出血や広範な壊死がみられ，隔壁沿いや血管の周りに腫瘍細胞が残る場合もある．腫瘍細胞は均一で核小体不明瞭な小型円形核と，細胞境界不明瞭な明るい胞体とを有し，核分裂像に乏しい．核の密度が高いため組織全体が HE 染色で青色調を帯びるのみならず，核クロマチンが細かく均等に濃染するため，細胞そのものも青染し，いわゆる blue cell tumor 状を呈する．小空隙や偽血管を囲む偽ロゼット形成や，"filigree pattern" を呈する索状配列がときに認められ，ごく稀に keratin 陽性の上皮性分化を示す場合もある．胞体内のグリコーゲンは，神経芽腫，悪性リンパ腫，横紋筋肉腫等の他の小円形細胞腫瘍でも陽性のことがあり特異性に欠けるので，採取検体をアルコール固定しておく必要性はない．ときに大型の細胞や細胞の多形性を示す症例も記載されているが，紡錘形細胞を呈することはない．免疫染色では CD99 が膜状に陽性であるが，横紋筋肉腫や悪性リンパ腫も含めたさまざまな腫瘍でも広く陽性となり得るので特異的ではない．その他に，vimentin，keratin，NSE，Leu 7，neurofilament 等が種々の程度に陽性となる場合がある．抗 EWSR1（EWS），抗 FLI-1，抗 ERG の有効性についても信頼性に乏しいとされる．NKX2.2, caveolin-1 などに対する免疫染色が有効とする報告もある．分子遺伝学的には chromosome 22 の EWSR1 が t(11;22)(q24;q12) により chromosome 11 の FLI-1 と EWSR1-FLI-1 融合遺伝子を作るほか，少数例では t(21;22)(q22;q12) により chromosome 21 の ERG と EWSR1-ERG，t(7;22)(p22;q12) により chromosome 7 の ETV1 と EWSR1-ETV1，t(17;22)(q12;q12) により chromosome 17 の ETVF との EWSR1-ETVF，t(2;22) により chromosome 2 の FEV と EWSR1-FEV，などとそれぞれ融合遺伝子が証明されている．

　頭蓋骨などを含む多発性骨病巣の場合は骨転移とされるが，多中心性の可能性も考えられる．組織学的には，filigree pattern，異型，壊死が予後不良因子とされる．

　小細胞骨肉腫は骨・類骨の，間葉系軟骨肉腫は軟骨性の，それぞれ基質形成を示す．神経芽腫は 5 歳未満に多く，2 歳以下ではまず神経芽腫の骨転移とみてよく，原発巣の検索で鑑別される．また，偽ロゼット形成と繊細な "モヤモヤ" した神経線維性の背景とが特徴的で，グリコーゲンはみられたとしても広範ではない．尿中・血中の catecholamine 類を定量することも有用である．悪性リンパ腫は高齢者に多く，細胞の多形性，多様性が目立つ．CD99（MIC2）はリンパ腫でも陽性とされるので鑑別には特異的でなく，リンパ球系の免疫染色は有効な場合が多い．小児の Ewing 肉腫様小細胞性骨腫瘍の場合は，特に precursor T-cell または B-cell lymphoblastic lyphomaの可能性を念頭に置き，TdTの免疫染色を必ず行っておくのが妥当であろう。Ewing肉腫様小児腫瘍のうち，CIC-DUX4の融合遺伝子を伴う腫瘍が主として軟部に，BCOR-CCNB3の融合遺伝子を伴う腫瘍が主として骨に，それぞれ報告されているが，後者では，腫瘍細胞が部分的に短紡錘形を呈したり，間質の浮腫・水腫状変化を伴う場合がある。

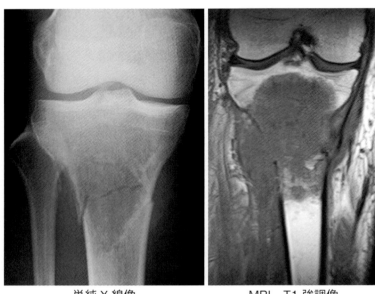

単純X線像　　　　　MRI　T1強調像

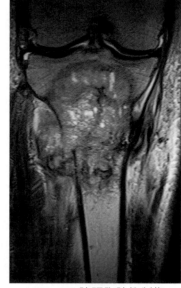 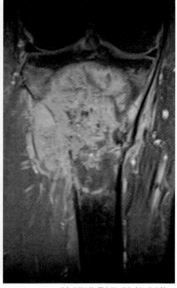

MRI　T2強調脂肪抑制像　　MRI　T1強調造影脂肪抑制像

図158　Ewing肉腫の画像所見①

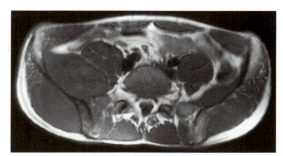

MRI　T1 強調像

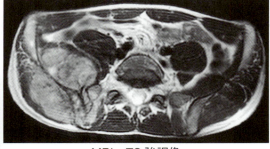

MRI　T2 強調像

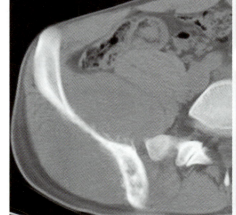

CT

MRI　T1 強調造影脂肪抑制像

図159　Ewing 肉腫の画像所見②

画像所見　図 158・159

　長管骨では骨幹部に多いが，骨幹端部発生例も稀ではない．骨盤骨，脊椎，肋骨などでの発生もしばしばみられる．単純 X 線像において腫瘍は浸透状の骨破壊像を呈し，辺縁は不明瞭で，罹患骨自体の膨隆より軟部への進展を伴うことが多い．溶骨性変化が主体であるが，反応性の硬化性病変をとる場合も少なくない．典型的な例での骨膜反応は多層状を呈し "onion peel" と形容されるが，ときに放射状の骨膜反応を認めることがある．骨髄炎や好酸球性肉芽腫との鑑別を要する．

　CT では，軟部組織腫瘤形成を伴う骨破壊性病変として認められることが多い．軟部組織腫瘤は筋肉と等濃度で，造影で中等度の造影効果を生じる．石灰化は生じない．骨髄内の病変部は均一で，脂肪よりも高吸収を示す．CT は腫瘍の進展範囲評価に有用なため，放射線治療計画や化学療法の効果判定に用いられる．MRI は CT と同等の情報をもたらす．腫瘍の骨

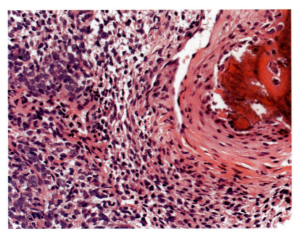

図160　BCOR-CCNB3 の融合遺伝子を伴う小児腫瘍

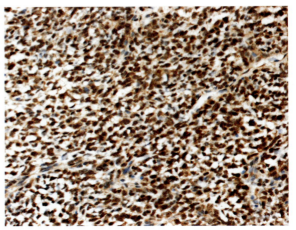

図161　BCOR-CCNB3 の融合遺伝子を伴う小児腫瘍
CCNB3 免疫染色。

内外の進展評価が可能で，病変は T1 強調像で低信号，T2 強調像で高信号となる。化学療法の効果判定には，経時的なガドリニウムの造影効果を評価する dynamic MRI も有用である。

12-4　*Ewing 肉腫類似の小細胞肉腫　*Ewing sarcoma-like small round cell tumors　図 160・161

Ewing 肉腫様の小細胞性の増生を伴う小児腫瘍のうち，CIC-DUX4 の融合遺伝子を伴う腫瘍が主として軟部に，BCOR-CCNB3 の融合遺伝子を伴う腫瘍が主として骨に報告されている。従来分類不能の小細胞性腫瘍とされていた腫瘍について，将来的にさらに新たな遺伝子異常が見つかる可能性も考慮される。

BCOR-CCNB3 を示す腫瘍では，腫瘍細胞が部分的に短紡錘形を呈したり，間質の浮腫・水腫状変化を伴う場合があり，従来，「小細胞優位の線維肉腫」などとして記載されていた小児骨腫瘍のあるものは，実はこの病変であった可能性があるかもしれない。

12-5　アダマンチノーマ　Adamantinoma 9261/3（長管骨アダマンチノーマ Adamantinoma of long bones）　図 162〜164

悪性もしくは locally aggressive な病変で，上皮性様にみえる成分が基底細胞癌様配列を示し顎骨の ameloblastoma（adamantinoma）に類似する場合があるため，この名称がある。染色体 7，8，12，19，21 の trisomy を示す点より，骨線維性異形成 osteofibrous dysplasia との同一の spectrum に属する腫瘍ともみられている。かなり稀で，若年成人に多いが年少児にもみられることがあり，男女差はない。脛骨の骨幹部前方寄りに生じることが多く，稀に大腿骨，尺骨，腓骨にもみられる。有症期間が長く，痛みや腫脹が 5 年以上経過することも少なくない。

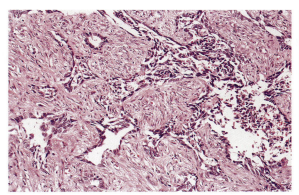
図 162 Adamantinoma of long bones
上皮細胞は basal cell 様にみえることがある。

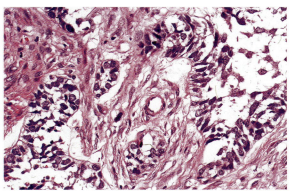
図 163 Adamantinoma of long bones

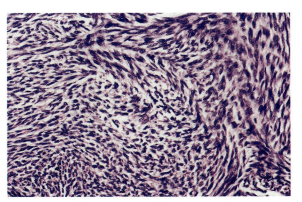
図 164 Adamantinoma of long bones, spindle cell type

　肉眼的には軟部へ進展する場合もあり，線維化傾向を示したり，囊胞状を呈する時もある。組織所見では上皮性成分と紡錘形細胞を含む線維性間質とがさまざまな割合で混在し，上皮性成分は，管腔状の場合は円柱状，島状集塊の場合は中央部が疎で辺縁は palisading 状となり基底細胞癌様を呈する場合が多く，顎骨の ameloblastoma（adamantinoma）に類似する時もある。シート状の配列は，ときに扁平上皮への分化や角化傾向を示す場合もある。核分裂像はほとんどみられず，核異型もごく軽度である。少数例でははっきりとした上皮性配列を示さず，紡錘形細胞の密な増生がより疎な部分と混じり合うこともある。上皮性成分が見つかり難く線維性異形成や骨線維性異形成に類似する症例もある。免疫染色では上皮性成分は CK5, CK14, CK19 が陽性で，CK8, CK18 は陰性とされ，骨線維性異形成と同様に podoplanin 陽性との報告もある。上皮様細胞に移行してみえる血管内皮様細胞も keratin 陽性・血管系マーカー陰性とされ，上皮性腫瘍としての性格を示す。全切除が可能な場合は予後が良いが，長期経過の後にリンパ節や肺に転移する症例もある。

　成人で骨線維性異形成様の組織像を呈する病変では上皮性成分を慎重に探す必要が

あるが，臨床・画像上，骨線維性異形成としての典型例で，もし免疫染色でkeratin陽性細胞が少数見つかったとしても，特に長管骨アダマンチノーマとして取り扱わなければならない臨床的な必然性は現実問題としては少ない可能性がある．長管骨アダマンチノーマで紡錘形細胞のみが増生し一見，高分化型線維肉腫様を呈する場合があり，脛骨前方の骨皮質内の紡錘形細胞性腫瘍で画像所見が長管骨アダマンチノーマに典型的な場合は長管骨アダマンチノーマの可能性を考慮するのが妥当であろう．転移癌は膝関節より下には少なく，組織学的にはっきりとした異型を示す．

画像所見　図165

ほとんどは脛骨に発生し，腓骨にも発生する．発生部位，病理・画像所見の類似性から骨線維性異形成との異同が問題となる．脛骨発生の多くは

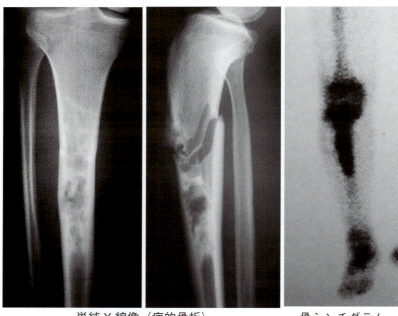

単純X線像（病的骨折）　　　　　骨シンチグラム

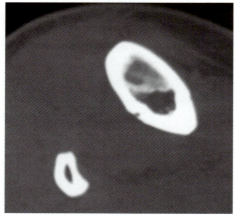

CT　　　　　　　図165　アダマンチノーマの画像所見

骨幹部中央に存在するが，脛骨近位，遠位発生もある．単純X線像で，典型例では脛骨骨幹部中央の前外側骨皮質内に多房性の辺縁が明瞭な骨透亮像を示す．大小サイズの異なる骨透亮像を示す病変は骨硬化像により取り囲まれ，近位遠位に拡がり (sawtooth appearance)，大きな病変は骨皮質の破壊や骨髄内浸潤を伴うことが多い．

12-6　骨未分化高悪性度多形肉腫　Undifferentiated high grade pleomorphic sarcoma of bone 8830/3（骨悪性線維性組織球腫　Malignant fibrous histiocytoma of bone）図166・167

十分量の検体について現在可能な範囲での組織学的検索を行ってもいずれの方向へも分化した特徴を示さず，特異的な形質を確認することができない未分化（多形・紡錘形細胞）肉腫で，従来，骨悪性線維性組織球腫 malignant fibrous histiocytoma of bone として診断されていた腫瘍のうち，分化形質が確認されないものはここに含まれる．限られた生検材料では，分化度の低い線維肉腫，基質形成に乏しい骨肉腫，悪性リンパ腫，脱分化型軟骨肉腫，脱分化型脊索腫，未分化癌転移等が未分化肉腫としか呼べないような組織像を呈する場合がある点にまず留意しておく必要がある．

線維肉腫や骨肉腫と臨床所見・組織像を共有することが多く，それらと区別すべき臨床的な意義があるかどうかは不明であり，現実には従来の悪性線維性組織球腫様の組織像を呈しうる骨原発腫瘍としては骨肉腫の頻度が最も高いので，骨未分化高悪性度多形肉腫 undifferentiated high grade pleomorphic sarcoma of bone の診断は手術による全摘出標本を十分に検索できた症例のみに限るべきであろう．骨梗塞に伴う肉腫，放射線照射後肉腫，脱分化型軟骨肉腫，脱分化型脊索腫等にみられる高悪性度肉腫も同様の所見を呈することが多く，従来の悪性線維性組織球腫とされた骨腫瘍の約30%に骨梗塞等の先行病変や手術・放射線照射などの既往があるとする報告もある．骨肉腫に比べるとかなり稀で，長管骨の骨幹端部，特に大腿骨と脛骨とに好発し，顎骨にも報告がある．骨肉腫よりも年齢が高く主として成人にみられ，男性にやや多

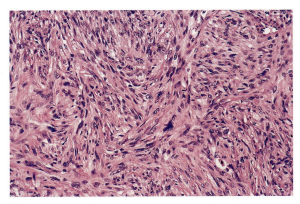

図166　Undifferentiated high grade pleomorphic sarcoma of bone, storiform pattern

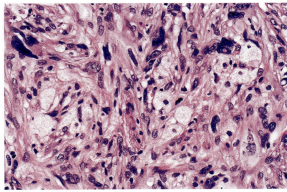

図167　Undifferentiated high grade pleomorphic sarcoma of bone, pleomorphic proliferation
Foam cell も混在する．

い。

肉眼像では泡沫細胞の出現により黄色調を帯びる場合もある。組織学的には，軟部の未分化高悪性度多形肉腫 undifferentiated high grade pleomorphic sarcoma と同様に，storiform pattern を伴って走行する紡錘形細胞と共に，好酸性の広い胞体を伴ういわゆる組織球様細胞が増生し，核分裂像に富み，悪性の多核巨細胞はほとんど必発で，泡沫細胞状の細胞や異型性・多形性の著しい多核・巨核細胞も散見される。腫瘍細胞同士の境界が確認し難く，好酸性の背景に核が埋まってみえることが多い。リンパ球を主とする炎症細胞浸潤が著明なことがある。主として病変辺縁に，反応性の骨・軟骨形成を認める場合もあるとされるが，腫瘍性の骨・軟骨・類骨産生があれば，定義上は骨肉腫とみるべきであろう。組織学的亜型に分ける報告もあるが，臨床的な意義は不明である。

骨肉腫は部分的には本腫瘍との区別がつかないので，骨・類骨・軟骨等の腫瘍性の基質産生があれば骨肉腫と診断する。線維肉腫は本腫瘍ほどに多形性ではなく，多核巨細胞に乏しい。悪性リンパ腫が紡錘形細胞腫瘍様になり，storiform pattern を呈する場合もある。一見，炎症性肉芽様でありながらリンパ球様細胞の浸潤が著しく，全体が単調にみえる時はリンパ腫の可能性が疑われ，画像上浸潤性病変でありながら骨破壊像が目立たない場合や多発性病変の場合なども悪性リンパ腫の可能性を考える必要がある。60歳を超えた患者に紡錘形細胞肉腫をみたら腎細胞癌などを含めた肉腫様の癌転移の可能性を考え，十分な臨床的検索を行う必要がある。

画像所見 図168

長管骨の骨幹端，特に膝関節周囲の大腿骨遠位および脛骨近位に好発する。体幹部では骨盤発生も多い。単純X線像では明らかな溶骨性変化を示し，正常の骨髄構造にまで広い移行部が認められる。骨破壊は大半の症例で虫食い状あるいは浸透状である。辺縁は不明瞭で辺縁骨硬化を伴わない腫瘍として描出され，骨膜反応も伴わないことが多い。皮質骨の破壊もほとんどの症例で認められる。病的骨折をきたす場合も少なくない。軟部組織への浸潤も多くの症例で認められる。

CTでは悪性骨腫瘍一般にみられる所見を呈するが，骨未分化高悪性度多形肉腫に特異的な所見は報告されていない。CTは皮質の浸潤・破壊像を評価するのに有用で，骨内進展，骨外軟部組織浸潤も描出される。MRIでも特異的な診断所見は存在しないが，骨内外への腫瘍の進展範囲の把握に非常に有用である。腫瘍はMRIにてT2強調像，造影MRI共に不均一な信号を示す。

13 *その他の稀な腫瘍　*Other rare tumors

Malignant melanoma, PEComa, desmoplastic small round cell tumor, synovial sarcoma, alveolar soft part sarcoma, soft tissue myoepithelioma など，本来軟部・皮膚等にみられる腫瘍が極めて稀に骨原発腫瘍としても報告されているが，骨外の原発巣からの骨転移の可能性は常に考慮しておく必要がある。それらの稀な腫瘍については，軟部領域，皮膚領域など，当該領域での成書の記載に譲る。

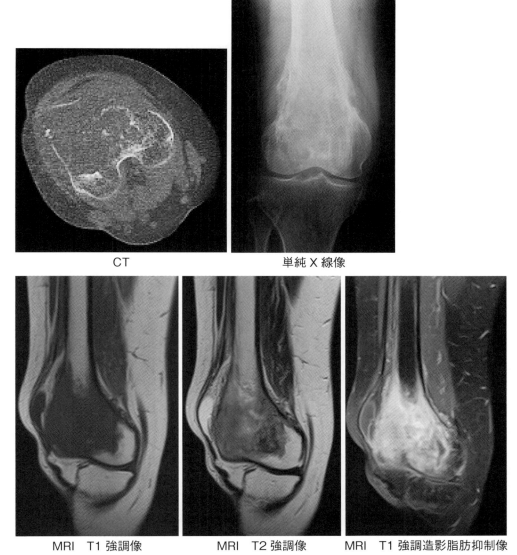

図168 骨未分化高悪性度多形肉腫の画像所見

14 *分類不能腫瘍　*Unclassified tumors

　現時点で可能な範囲での検索を重ねてもなお分類不可能な腫瘍が存在する。この中には，複数の方向性を示唆する形質を示していずれのtypeに属するか定めがたい場合や，いまだ定義されていないような性格を示す病変等も含まれ，単一の病変ではなく良性・悪性共に多様な広い範囲の病変が含まれ得る。今後の検討や症例の蓄積により，これらの病変についてもやがて分類が可能になる場合があると思われる。

B *続発性骨腫瘍   *Secondary bone tumors

1 *転移性腫瘍   *Metastatic malignancy

転移性腫瘍は骨悪性腫瘍の中で最も頻度が高い。ほとんどは上皮性で，原発は肺・乳腺・前立腺・腎・甲状腺・消化器等で80％以上を占めるとされ，これらの部位の癌腫では半数近くが骨転移をきたす可能性があるともされる。多発性病変で既に原発巣が明らかな場合には診断自体は容易で，転移の有無を確かめるだけであれば穿刺吸引細胞診 fine needle aspiration（FNA）のよい適応となる。未分化・低分化癌では原発巣の判定は困難である。軟部肉腫の骨転移は横紋筋肉腫を除くと比較的稀である。60歳以上の脊椎・骨盤帯・肩甲帯等の中心骨格に多発することが多く，膝・肘関節より遠位には稀であるが，ときに腎癌・肺癌の転移がみられることがある。病変は原則として髄腔を侵し，長管骨では骨幹端に多い。画像的には破壊性溶骨像の場合が多いが，前立腺癌・神経内分泌腫瘍・乳癌等では骨形成性の転移巣を呈する場合がある。

骨髄腫も高齢者の多発性骨病変であるが，骨シンチグラフィが陰性で，血清中の単クローン性 spike や尿中 Bence Jones 蛋白が陽性である。

画像所見　図169〜172

高齢者で多発する骨腫瘍をみた場合は，まず癌の骨転移を念頭に置く必要がある。脊椎，骨盤骨，肋骨，大腿骨などが好発部位である。原発巣としては，肺癌，乳癌，大腸癌，前立腺癌，腎癌，甲状腺癌などが多い。

X線学的に溶骨型，造骨型およびそれらの混合型に大きく分けられる。骨形成型は前立腺癌，乳癌，甲状腺癌などのホルモン産生腫瘍に多くみられる傾向にある。病変の進行の程度は遅いものから早いものまでさまざまであるが，遅いものは周辺に種々の程度の骨硬化を伴った地図状骨破壊として描出される。このような遅い経過をたどるものに甲状腺癌や腎癌などがある。乳癌，肺癌といった進行の早いものは虫食い状あるいは浸透状の骨破壊を呈し，罹患骨自体の膨隆，広範囲な皮質骨の破壊がみられる。通常，骨破壊は骨髄部分から起こるが，骨梁構造が相当量破壊されるまで単純X線像では認識されないこともあり，注意を要する。骨膜反応はあってもよいが，通常，何らかの治療を行った場合にはっきりした層状の骨膜反応が現れることが多い。皮質骨を好んで侵す転移性腫瘍もあり，侵された皮質骨は"saucerization"と呼ばれる変化をきたす。このような転移形式をとるものは肺癌であることが多く，罹患骨は大腿骨が多い。

CTでは単純X線像同様，溶骨型，造骨型，混合型の変化を認める。これらの変化の確認に加え，病変の進展範囲が容易に認識できる。これは放射線治療の計画や生検部位の決定に有用である。

CTは骨シンチグラフィで存在が疑われ，単純X線像では検出できなかった転移病巣を発見し性状を評価するのに特に有用である。

MRIは非常に鋭敏に骨転移を検出できる。一般的に骨転移は骨髄および骨皮質を共に侵し，T1強調像で低信号，T2強調像で高信号となる。T1強調像では正常骨髄は一般にかなり高い信号を示すため，低信号を呈する転移病巣は相対的に明瞭に描出される。しかし，赤色骨髄が豊富なため骨髄

2　骨腫瘍病理各論　203

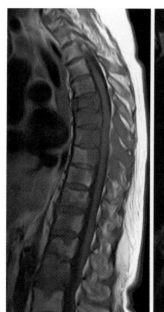
MRI　T1強調像

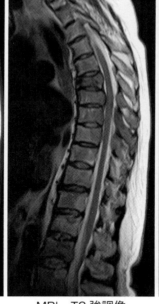
MRI　T2強調像

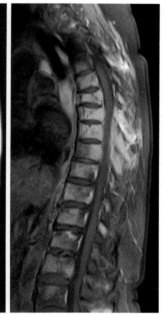
MRI　T1強調造影脂肪抑制像

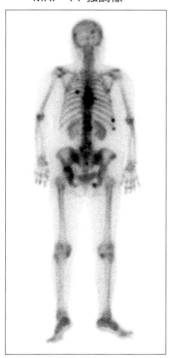
骨シンチグラム

図169　転移性腫瘍の画像所見①　乳癌骨転移

の信号が低下している若年者や，骨髄内の信号が非常に不均一となりやすい高齢者においては転移巣の検出が困難となる場合がある。一方，T2強調像で正常骨髄は高信号となり，病変部も高信号を示すため，病変のコント

204　Ⅷ　骨腫瘍の病理

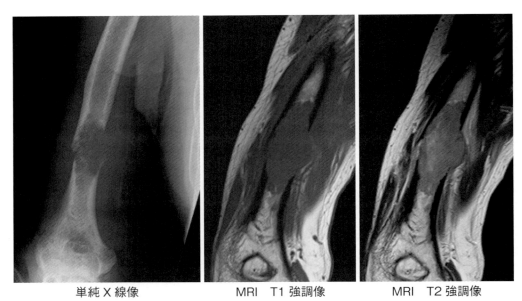

単純 X 線像　　　　MRI　T1 強調像　　　　MRI　T2 強調像

図 170　転移性腫瘍の画像所見② 腎癌骨転移

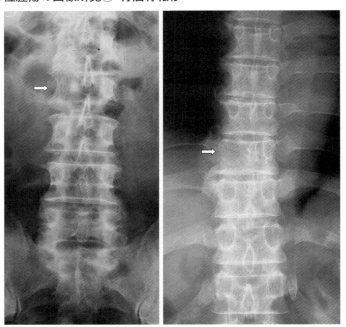

図 171　転移性腫瘍の画像所見③ 癌の脊椎転移

ラストが低く，転移巣の検出には有用でないことが多い．造影 MRI で骨転移巣の増強されるパターンは多様である．造影像の場合は，病巣は周囲正常骨髄と同程度に染まり境界不明瞭となることがあるので，造影前の画像を取っておくか脂肪抑制造影像を撮像することが望ましい．なお，骨転移に伴う MRI は特異性を欠くことが多く，原発性骨腫瘍や感染症に類似

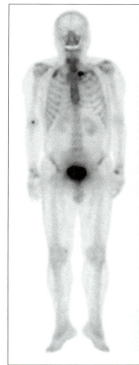
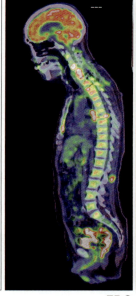
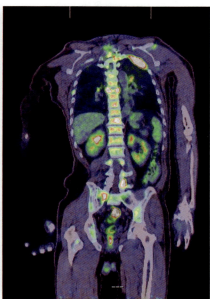

骨シンチグラム　　　　　　　　FDG-PET
図172　転移性腫瘍の画像所見④　肺癌骨転移

するものが多いことに注意しなければならない。

　骨シンチグラフィは全身の骨転移病巣の評価が可能であり，特に造骨型の骨転移の検出に有用である。しかし，溶骨型の骨転移で周囲の骨形成反応に乏しい場合は，集積低下あるいは欠損として認められるため，読影には注意を要する。また，いわゆる super scan と呼ばれる，全身骨への集積が亢進した状態にも注意を要する場合がある。

　近年，PET 検査の有用性も報告されている。PET 検査でも全身の骨転移病巣の検索が可能であり，特に溶骨型骨転移の場合は骨シンチグラフィよりも描出に優れ有用である。

2　*放射線照射後肉腫　*Postradiation sarcoma

　放射線照射後から肉腫の発生までに必要な最短期間の定義は報告者によって 2〜5 年と幅があるので正確な頻度は不明で，照射から発症までの期間は平均約 14 年，線量は約 12〜240 Gy とする報告がある。骨腫瘍に対する放射線照射後肉腫では骨巨細胞腫等への照射に伴う例が知られているが，これは "骨巨細胞腫に伴う悪性腫瘍 malignancy tumor in giant cell tumor of bone" としてまとめられる。骨外病変に対する照射後肉腫では婦人科腫瘍の治療に伴うものが多く，仙骨に好発する。

　骨肉腫，線維肉腫，未分化高悪性度多形肉腫等の組織像を呈し，治療・予後共に肉

腫のそれぞれの組織像に対応するとされる。残存の骨梁や，硬化性の腫瘍性骨形成そのものが繰り返す骨吸収・骨新生により二次的にモザイク状を呈し，骨 Paget 病に似る時がある。

画像所見　図 173

放射線治療後に照射範囲内の骨に肉腫を発生する場合がある。組織学的には骨肉腫，軟骨肉腫，骨未分化高悪性度多形肉腫の像を呈することが多い。画像上，これらの原発性腫瘍との鑑別は不可能であり，診断は放射線治療の既往が根拠となる。

3　*骨 Paget 病に伴う肉腫　*Sarcoma in Paget disease of bone

　骨 Paget 病の患者で痛みが増強してきた場合は，肉腫の発生を考慮する必要がある。Paget 病の約 1 % 以下とする報告があるが，わが国では骨 Paget 病自体の頻度が欧米に比べ低いので肉腫の発生はさらに稀となる。続発性肉腫の原則に従い，骨肉腫が発生する場合には通常の骨肉腫より年齢が高く，多発性の Paget 病を背景に上腕骨，骨盤骨等に好発し，頭蓋骨に生じる極めて予後不良の骨肉腫については骨 Paget 病と関連している可能性もある。組織像は骨肉腫，線維肉腫，未分化高悪性度多形肉

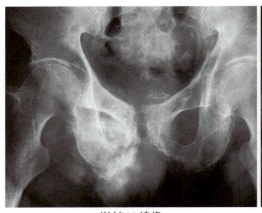
単純 X 線像

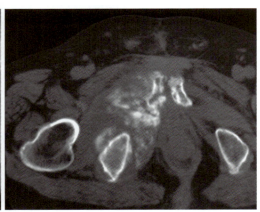
CT

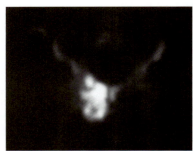
骨シンチグラム

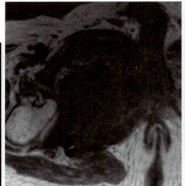
MRI　T1 強調像

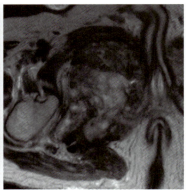
MRI　T2 強調像

図 173　放射線照射後肉腫の画像所見

腫等の所見を呈し，予後は極めて不良である。

4　*線維性異形成に伴う肉腫　*Sarcoma in fibrous dysplasia

線維性異形成の悪性化は比較的稀だが，monostotic, polyostotic 共にあり得る。報告例の中には線維性異形成様にみえていた高分化型骨肉腫の脱分化例が含まれている可能性もある。放射線照射後に発生したものも含まれる。

5　*慢性骨髄炎瘻孔に伴う癌腫　*Carcinoma in fistula of chronic osteomyelitis

長い経過の骨髄炎による瘻孔から稀に高分化型の扁平上皮癌が生じることが知られている。瘻孔からの排膿が長期に及び，痛みや悪臭の増強を伴う場合が多い。組織学的には極めて分化度が高い場合が多く，ほとんど通常の扁平上皮としかみえない場合もあるので，骨髄炎の既往のある骨内に扁平上皮をみた場合は扁平上皮癌と考えても差し支えない。多くは比較的予後が良い。稀には線維肉腫や未分化高悪性度多形肉腫とされるような肉腫の報告もある。

6　*その他の続発性骨腫瘍　*Other secondary tumors

人工関節などの人工物置換や，白血病等の悪性腫瘍に対する化学療法に伴うと思われる骨肉腫の例も報告されている。骨巨細胞腫に続発する悪性腫瘍は，"骨巨細胞腫に伴う悪性腫瘍 malignancy tumor in giant cell tumor of bone"（"malignant giant cell tumor"）として，骨巨細胞腫の項で述べる。

C その他の病変　Miscellaneous lesions

　診断上，原発性骨腫瘍関連病変もしくは腫瘍と鑑別すべき病変は種類も頻度も多様で，本項に含まれるべき病変の範囲を厳密に定めることは難しい。また，従来腫瘍類似病変とされてきたもののいくつかは最近の研究で腫瘍性性格が指摘されている。ここでは原則として，WHO分類に記載が漏れていて，特に整形外科診療上問題となるもののみに限った。

1　*黄色腫　*Xanthoma　図174

　組織学的に泡沫細胞 foam cell の増生を主とし，紡錘形細胞，cholesterol cleft，異物型多核巨細胞等を混じた稀な病変で，他の先行病変を認め得ないものを指すが，このような xanthomatous change は種々の骨病変でも非特異的にみられ，特に線維性異形成，骨幹端線維性欠損，骨巨細胞腫などが二次的に xanthomatous もしくは xanthogranulomatous change を伴う場合があり，それらの病変が陳旧化して本病変と区別がつかなくなっている可能性もある。20歳以上の男性に多く，頭蓋骨・骨盤骨・肋骨等の扁平骨に好発し，ときに痛みを伴うこともある。

2　*傍関節骨嚢胞　*Juxta-articular bone cyst（骨内ガングリオン Intraosseous ganglion, Ganglionic cyst）　図175

　軟部ガングリオンと同様の粘液嚢胞が関節近傍の骨内に生じることがあり，軟部ガングリオンの骨内への波及もしくは骨内原発とされる。中年成人の長管骨骨端部に好発し，股関節，膝関節，踵骨，手根骨等の骨端に辺縁骨硬化を伴う境界明瞭な溶骨像を呈し，関節軟骨直下へと拡がる。しばしば多胞性で，粘液性もしくはゼラチン状の内容物を容れ，周囲の線維性結合織にも粘液性変化が著しい。Synovial cyst と呼ば

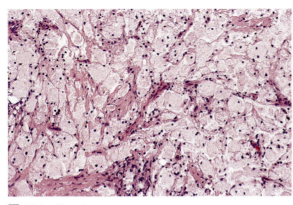

図174　Xanthoma
Foam cell の著明な増生。

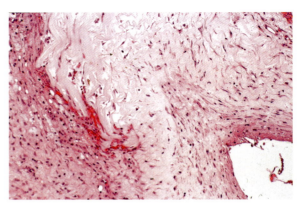

図175　Juxta-articular bone cyst（Intraosseous ganglion, Ganglionic cyst）
壁は degenerative である。

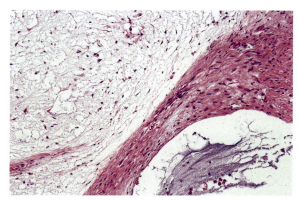

図 176 Subchondral cyst（Cysts of degenerative joint disease）
壁内にも myxoid change や cystic change を伴う。

れることがあるが，囊胞壁は繊維性成分よりなり，滑膜細胞等により被覆されない。
　単発性骨囊腫は単胞性で麦藁色透明もしくはときに血性の液を容れ，病変の進行と共に骨端から離れ骨幹端に限局する傾向があり，壁に多核巨細胞，新旧の出血巣，cholesterol cleft, fibrin-like or cement-like material 等の反応性変化を伴う。軟骨下囊胞 subchondral cyst には骨内ガングリオンを含める場合もあるが，変形性関節症 osteoarthrosis に伴う関節軟骨下骨囊胞を指す場合が最も多く，関節に変形性変化を伴うかどうかが鑑別点となる。両者の異同・鑑別については次項を参照されたい。

3　*軟骨下囊胞　*Subchondral cyst（軟骨下骨囊胞，変形性関節症囊胞 Cysts of degenerative joint disease）　図 176

　軟骨下囊胞は骨内ガングリオンを含め広く定義される場合もあるが，実際には変形性関節症 osteoarthrosis に関連して関節軟骨下に骨囊胞が生じた場合がほとんどである。画像的・組織学的には骨内ガングリオンと共通し，何も容れない空洞状か，もしくは粘液性もしくはゼラチン状の内容物を容れた囊胞性病変で，壁を被覆する細胞成分に乏しく，膨隆性にみえる時もある。臨床的には両者を区別する意味はあまりなく，軟骨下囊胞性病変群 subchondral cystic lesions として一括し，変形性関節症，リウマチ性関節炎，骨壊死，CPPD 沈着症等の関連病変のあるものはそれを付記し，原因不明のものを骨内ガングリオンとして考えるのが現実的ではないかと思われる。

4　*線維軟骨性異形成　*Fibrocartilaginous dysplasia

　線維性異形成にときとして軟骨がみられることはよく知られているが，軟骨形成が目立つものについてこの名称を用いる意見もある。臨床的には線維性異形成と全く同様であるが画像的にも軟骨性病変を示唆する所見を伴う場合があるとされる。

5 *線維軟骨性間葉腫* *Fibrocartilaginous mesenchymoma

　主として若年者の長管骨，特に腓骨近位骨幹端部に好発する極めて稀な病変で，紡錘形細胞，骨梁，島嶼状の軟骨等の混在よりなり，軟骨は骨端軟骨状を呈することがある。しばしば再発をみるが，転移はみられない。骨形成がみられる点に着目し，線維軟骨性異形成 fibrocartilaginous dysplasia との異同を問題にする意見もある。

6 *骨内類表皮嚢腫* *Intraosseous epidermoid cyst（骨内表皮嚢腫 Intraosseous epidermal cyst）

　角化扁平上皮が外傷性に骨内に埋入して島状かつ膨張性に増生し，角化物を容れた嚢胞を形成したものと考えられ，keratin cyst・squamous epithelial cyst 等とも呼ばれ，手作業をする20～50歳の女性で手指の受傷後に末節骨に発生するとされる。頭蓋骨に発生した場合は cholesteatoma とも呼ばれることもあり，発生・形成異常による可能性も考えられている。肉眼・組織像共に皮膚の（類）表皮嚢腫と同様の角化嚢胞を呈する。爪下角化棘細胞腫 subungual keratoacanthoma は爪床・爪下に生じる境界明瞭な骨融解欠損像で，組織学的には皮膚の角化棘細胞腫 keratoacanthoma と同様の所見を呈する。扁平上皮癌は画像上，境界不分明で浸潤性増生を示す。

7 *爪下角化棘細胞腫* *Subungual keratoacanthoma

　手指・足趾の末節骨にみられる極めて稀な病変である。組織像では胞体に富み，角化傾向の著しい扁平上皮細胞の増生を示す。扁平上皮癌との鑑別を要する。

8 *副甲状腺機能亢進症による褐色腫瘍* *Brown tumor of hyperparathyroidism
図177

　副甲状腺（上皮小体）の腺腫・癌・原因不明の過形成などによる一次性副甲状腺機能亢進症よりも，頻度的にも多く臨床的にも問題なのは慢性腎不全を主たる原因とする二次性副甲状腺機能亢進症の方で，代謝障害の程度はより著しい。腎細胞の障害や

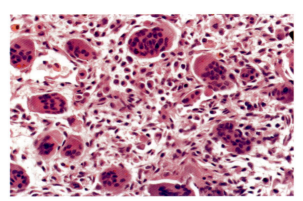

図177　Brown tumor of hyperparathyroidism
多核巨細胞に富む。

減少により，リンの排泄とカルシウムの再吸収とが低下し，腎での活性型ビタミンD3 合成の低下・高リン酸血症・低カルシウム血症が引き起こされ，代償性に副甲状腺機能が亢進する。副甲状腺ホルモン上昇が著しくなると，骨吸収が進み骨痛や稀に病的骨折をきたすようになり，血管をはじめとして種々の組織に異所性石灰化が引き起こされる。肉眼的には出血やヘモジデリン沈着で病変が褐色に見える時がある。多発性病変ではいわゆる osteitis fibrosa cystica（von Recklinghausen）の所見を呈する症例もある。

組織像では血管に富む線維性結合織を背景に破骨細胞様の多核巨細胞が集簇性に多数出現し，骨新生，類骨形成，新旧の出血巣，ヘモジデリン沈着等を伴い，破骨細胞による骨吸収亢進により骨梁は虫食い状，露天掘り状となり，骨梁間間質の線維化を伴う。病変辺縁では骨吸収像が目立つ。

骨巨細胞腫との鑑別を要する症例がある。顎骨等に好発する巨細胞（修復性）肉芽腫 giant cell (reparative) granuloma（巨細胞反応 giant cell reaction）は組織学的には顎骨の brown tumor との区別がつかないのが普通なため鑑別には生化学的検索が必要である。

9 *骨Paget病* *Paget disease of bone* 図178

原因不明であるが，ウイルス感染の関与も示唆されている．欧米人に比して日本人では比較的稀である．組織像が非特異的な場合も多く，診断には画像所見が欠かせない．骨盤骨等を含め広く分布し，痛みを伴う場合や，程度が著しい時は骨の変形を伴う場合もある．骨吸収・新生の繰り返しの結果として，肥厚した骨梁が不規則なモザイク状の層板状構造を呈する組織所見が有名であるが，診断上は破骨細胞による骨吸収と骨新生とが亢進・混在し，紡錘形細胞の増生を伴って肉芽様にみえる所見が重要である．頭蓋骨に生じた場合は，予後不良のことがあり二次的な骨肉腫，線維肉腫，骨未分化高悪性度多形肉腫の発生が報告されている．癌転移などを含めた種々の病変でも骨Paget病と同様の骨変化がみられる場合がある．

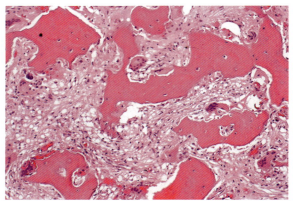

図178 Paget disease of bone
肉芽状の間質を伴った不規則な骨吸収と骨新生．

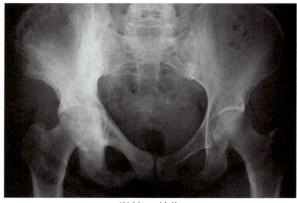

単純X線像

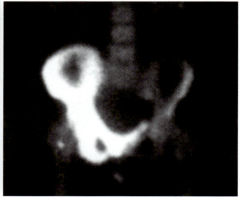

骨シンチグラム

図179 骨Paget病の画像所見①

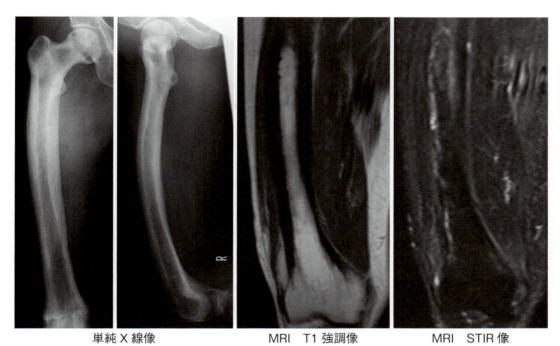

　　　　単純 X 線像　　　　　　　MRI　T1 強調像　　　　MRI　STIR 像

図 180　骨 Paget 病の画像所見②

画像所見　図 179・180

　骨盤，脊椎（腰椎），頭蓋骨，大腿骨，脛骨に多く発生し，肋骨や手足の指骨発生は稀である．単骨性と多骨性がある．病期として大きく溶骨期，溶骨＋修復期，骨硬化期に分けられ，病期により画像所見が異なる．単純 X 線像で，頭蓋骨発生の溶骨期では "osteoporosis circumscripta"，溶骨＋修復期では "cotton-wool appearance" がみられる．脊椎では腰椎に好発し，時期により椎体の圧壊や脊柱管狭窄をきたす．骨盤発生では骨の増大，骨皮質の肥厚，骨梁の粗大化を生じ，股関節の関節裂隙が均一に狭小化し，Paget arthritis と呼ばれる．骨全体に硬化性病変を生じると骨形成性の骨転移との鑑別が問題となる．長管骨の溶骨＋修復期では骨の拡大，骨皮質の肥厚がみられ，荷重骨では弯曲変形や病的骨折所見を示すことがある．骨シンチグラフィにより鋭敏に病変部位を検出することができる．

10 *肥満細胞症 *Mastocytosis

稀な疾患で皮膚病変（urticaria pigmentosa）を伴う場合は40歳代が中心で，皮膚症状を伴わない場合は70歳代が中心とされる．全身性病変としては骨髄は皮膚に次いで頻度が高く，症例の約1/4で骨折や骨粗鬆症を生じるとされる．下痢等の消化管症状，関節痛，顔面紅潮，喘息症状等に加え，体重減少，易疲労感等の非特異的症状を伴う場合もある．約60％の症例で画像上骨変化が認められるとされ，局在性病変として骨形成，骨融解，もしくは両者が混在する他，全身性の骨粗鬆症の所見を伴う場合もある．

組織像では局所性，ときにびまん性に病変が拡がり，骨梁周囲のreticulin fiberの増生を伴う線維性間質に細胞が集簇することが多い．肥満細胞は卵円形から紡錘形で，ときに形質細胞に似る時もあるが，核は車軸状を示さず，核周明庭に欠ける胞体は両好性というより幾分明るくやや灰色がかった微細顆粒状にみえ，核から帯星状に伸びてみえることが多い．正常の肥満細胞に比して核が大きく分葉傾向を有し胞体内顆粒が細かく少ない時もあり，好酸球が混在する．Hairy cell leukemiaの細胞に似る場合があるともされる．比較的単調な細胞増生を示す場合や，リンパ球，組織球，好酸球，好中球，紡錘形細胞などが混在し多様な細胞構成を呈する場合があり，肉芽腫様を呈する時もある．胞体の顆粒はtoluidine blueやGiemsa染色でmetachromasiaを呈する．酵素組織学的にchloroacetate esteraseが陽性の他，免疫染色でtryptase，alpha-antitrypsin，alpha-antichymotrypsin，CD68等も陽性とされる．皮膚病変のみの場合は予後は一般に良好とされるが，全身性疾患の場合は予後不定で，他の悪性疾患の合併により死に至ることもあるとされる．悪性リンパ腫との鑑別には免疫染色が有効である．

11 *骨化性筋炎 *Myositis ossificans（異所性骨化 Heterotopic ossification） 図181・182

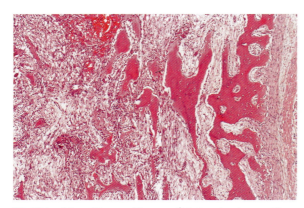

図181 Myositis ossificans（Heterotopic ossification）
Zonationを示す．

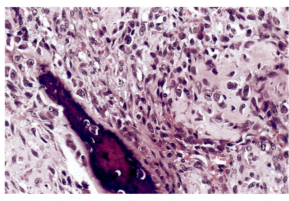

図182 Myositis ossificans（Heterotopic ossification）
活発な反応性の骨・類骨形成．

骨化性筋炎は筋肉または軟部に発生する反応性骨新生を広範に伴う肉芽性増生であるが，ときに骨表に接して発生した場合は骨病変としてみえ periostitis ossificans, (florid) reactive periostitis 等と呼ばれたり，指趾では fibro-osseous pseudotumor of the digit とされる場合もある。筋肉との関連，炎症性性格，外傷の既往等は必ずしも基本的な要件ではなく，むしろ広く heterotopic ossification としてみるべき点が多い。病変は比較的急速に増大し，骨肉腫等の腫瘍と見誤られる場合があるが，増生速度は通常の腫瘍よりもずっと速い。軟部では上腕屈筋側等に好発し，病変の初期には画像上の変化に乏しいことが多いが，発症後数週間で病変辺縁から石灰化陰影がみえ始め，2～3カ月で皮殻状の骨化・石灰化が形成される。骨外表に発生した場合は傍骨性骨肉腫 parosteal osteosarcoma と類似することがある。

　組織像では個々の細胞の性状をも含めた局所的な所見よりも弱拡大での病変全体の構築の把握が最も重要で，中央部は未熟・幼若な紡錘形細胞の active な増生と活発な骨新生とを示し，辺縁に行くに従い成熟傾向を示して骨芽細胞に縁取られた類骨・骨梁へと成熟し，病変の外縁は卵殻状に骨化，石灰化するという，いわゆる zonation, zone phenomenon が特徴的である。病変全体に活発な増生を呈することも多く，核分裂も活発だが細胞異型に乏しい。極めて稀に悪性化の報告がある。

　傍骨性骨肉腫は骨外表に発生した骨化性筋炎に類似するが，骨梁の形成がより櫛の歯状に揃う傾向が強く，しばしば軟骨形成をみることがある。骨梁間質は単調な紡錘形細胞増生よりなる線維性組織で，炎症細胞浸潤や出血，血管増生等の肉芽性変化に乏しい。線維性異形成様の所見を呈する場合もある。骨外性骨肉腫は病変の辺縁にむしろより異型の強い腫瘍性増生が目立ち，紡錘形細胞肉腫の所見を呈することが多く，周辺での骨化傾向という zonation を示すことがない。骨肉腫が全体として単調な増生を呈し腫瘍としての性格を示す一方，骨化性筋炎のほうが，反応性病変としての多様で活発な増生のためむしろ aggressive な印象を与える点は念頭に置いておきたい。Myositis ossificans progressiva generalisata (fibrodysplasia ossificans progressive(FOP)) は稀な先天性・全身性疾患で母指小指症・合指症等の主として手足の骨病変を伴うことが多い。小児期に発症し，骨格筋・腱・靱帯・筋膜・腱膜等の結合織の広範な骨化，軟骨化，線維化が頭部から尾部へと進行する。運動障害やさらには呼吸障害・咀嚼障害が進むと予後は不良となる。

画像所見　図183

　四肢に好発するが，大腿四頭筋内に多く発生し，次いで上腕二頭筋内に多い。四肢長管骨に近接して発生した場合，傍骨性骨肉腫や表在性低分化型骨肉腫などとの鑑別が必要となることがある。時間経過と共に画像所見は変化する。単純X線像，CTでは，発症後初期には境界不鮮明な石灰化像を呈する。その後数週間経過すると，境界は明瞭となり，腫瘤状の石灰化あるいは骨化像を示すようになる。腫瘤の辺縁部に石灰化や骨化像が強い zonal pattern が特徴的である。MRIでは炎症を反映しT2強調像で腫瘤内および周辺に高信号を呈するが，石灰化および骨化した部分は低信号域として描出される。

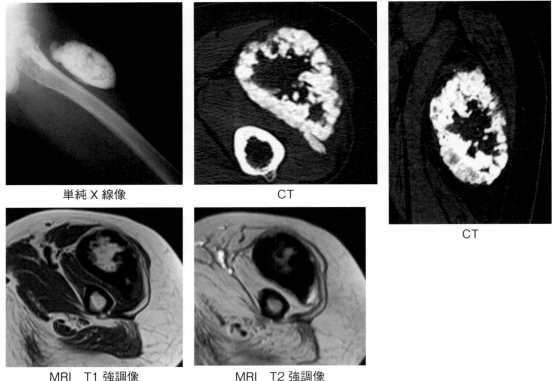

図183 骨化性筋炎の画像所見

12 *骨折仮骨　*Fracture callus

　臨床的に骨折が明らかである場合は問題は少ないが，ときに臨床所見上，骨折が明らかでない場合があり，画像所見で，stress fracture が一見 osteoid osteoma 等の骨腫瘍様を呈したり，骨膜骨新生が目立ち小円形細胞性腫瘍と紛らわしくなる場合もある．組織像では弱拡大で zonation 状の配置が認められ，全体として秩序だった成熟傾向があり，反応性骨形成としての性格を示す点が診断上最も重要である．部分像では，軟骨・骨・類骨形成を伴って紡錘形細胞が増生し，軟骨の細胞密度が高く，一見，軟骨肉腫にみえたり，活発な骨・類骨形成により骨肉腫様を呈したりする場合もあるが，trabecular な骨梁形成が認められる．病的骨折の場合は，癌転移等を含めた原因疾患の有無についても検討しておく必要がある．

13　*骨髄炎　*Osteomyelitis

骨髄炎の急性期には画像および肉眼所見上，骨膜骨新生や骨膜反応を伴って浸潤性ないし骨破壊性にみえたり，Ewing 肉腫や悪性リンパ腫に似る時がある。慢性骨髄炎は地図状の骨破壊像を伴って骨巨細胞腫に似たり，限局性膿瘍が類骨骨腫様を呈したりする場合もある。組織学的には好中球浸潤，毛細血管増生等の急性炎症像が経過と共に形質細胞やリンパ球を主とする慢性像に移行し，ときには形質細胞腫と見紛うほどになることもある。非特異的に肉芽腫様を呈し得るが，結核や blastomycosis 等の特異性炎の報告例もある。

14　*骨梗塞　*Bone infarct

長管骨の骨幹端部等に好発し，無症状で偶然に見つかる場合もある。組織像では骨小腔が細胞に乏しく，骨梁間質の脂肪壊死を伴ったり，不定形の石灰化を伴うことが多いが，骨細胞自体は脱灰標本では正常の骨でも見えなくなることがあるので特異的ではない。梗塞に関連して骨未分化高悪性度多形肉腫等の肉腫が報告されている。軟骨腫瘍では石灰化がよりびまん性なことが多い。

15　*神経障害性関節症（Charcot 関節）　*Neuropathic arthropathy（Charcot joint）

脊髄空洞症等の脊髄疾患や糖尿病等に関連した末梢神経障害に伴う関節破壊は，臨床的には変形性関節症の骨破壊が特に著しいものともみえるが，ときに骨・関節の破壊・融解が急速・広範に進行する場合があり，画像的に悪性疾患と見誤られることもある。組織像では，軟骨や比較的正常に近い層状構造を保ったままの骨梁が周囲結合織からの吸収反応などに乏しいまま，反応性骨新生を伴った肉芽状線維性結合織内に破砕片（detritus）として散らばり埋まる高度な detritic synovitis が特徴的で，病変が崩壊一方に傾き修復性変化に乏しいことを示唆する。

D 腫瘍症候群　Congenital and inherited syndromes

　骨腫瘍発生の背景となる病態として，以下のような遺伝子異常もしくは症候群が挙げられるが，これらいくつかについては，それぞれの関連腫瘍の項の記載中で触れてあるので，当該腫瘍の項を参照されたい．

表　腫瘍症候群

Beckwith-Wiedemann syndrome
Cherubism
Enchondromatosis : Ollier disease and Maffucci syndrome
Li-Fraumeni syndrome
McCune-Albright syndrome
Multiple osteochondromas
Neurofibromatosis type 1
Retinoblastoma syndrome
Rothmund-Thomson syndrome
Werner syndrome
*Familial adenomatous polyposis

付録

各種規約一覧

220　付録　各種規約一覧

1 切除範囲の表現法（ISOLS）

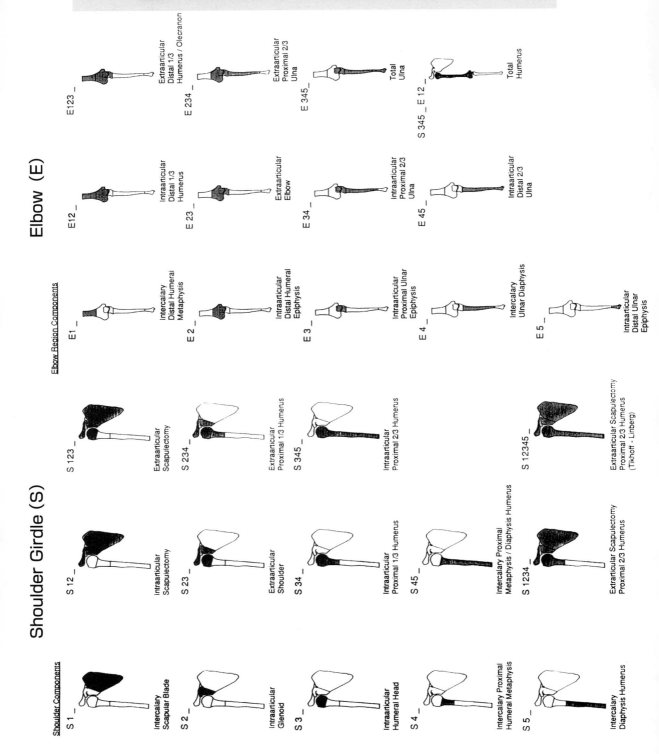

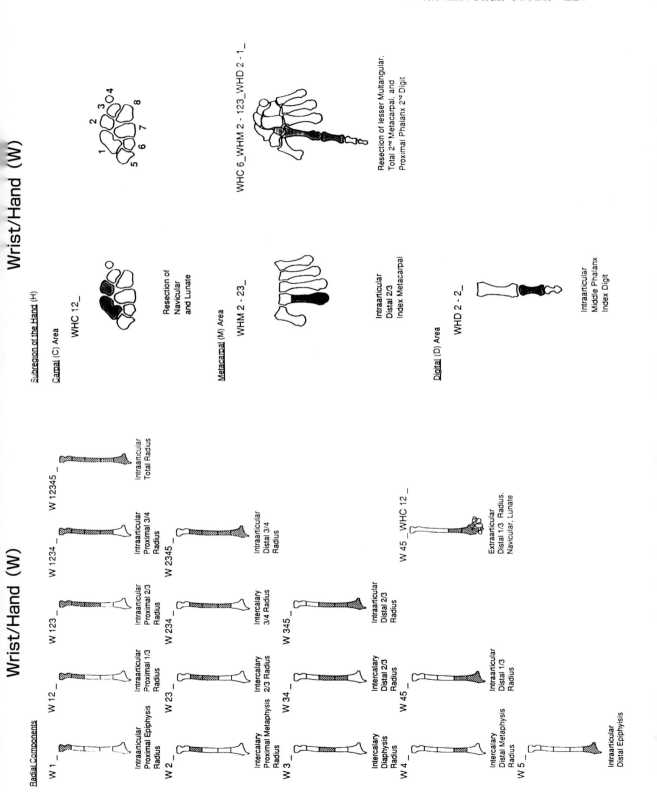

Trunk (T) Sternum (S)

Sternal Components: 1. Cephalad 1/3 2. Mid 1/3 3. Caudal 1/3

- **TS 1** — Cephalad 1/3 Sternum
- **TS 2** — Mid 1/3 Sternum
- **TS 3** — Caudal 1/3 Sternum
- **TS 12** — Cephalad 2/3 Sternum
- **TS 23** — Caudal 2/3 Sternum
- **TS 123** — Total Sternum

NOTE: There is NO A or B Functional Status for the Sternum

Combinations

- **TVT 8 - 123 B TR8 - 1** — Resection of the 8th Thoracic Vertebrate, Nerve roots, and post 1/3 of the 8th RIB
- **TS 1 TCL 1 TR 1 - 3** — Resection of the cephalad 1/3 of the sternum, medial 1/3 of the clavicle, and anterior 1/3 of the 1st RIB

Trunk (T) Vertebrate (V)

- **TVL1-1** — Body of 1st Lumbar
- **TVL1-2** — Pedicle of 1st Lumbar
- **TVL1-3** — Lamina / Spine 1st Lumbar
- **TVL1-12** — Body and Pedicle 1st Lumbar
- **TVL1-23** — Pedicle and Lamina / Spine of 1st Lumbar
- **TVL1-123** — Entire 1st Lumbar
- **TVL1-3 _ TVL2-3** — Laminae / Spines of 1st and 2nd Lumbar
- **TVL1-23 _ TVL2-123 _ TVL3-23** — Pedicle, Lamina / Spine of 1st Lumbar; Entire 2nd Lumbar; Pedicle, Lamina / Spine 3rd Lumbar
- **TVL1-1 _ TVL2-1** — Body of 1st and 2nd Lumbar

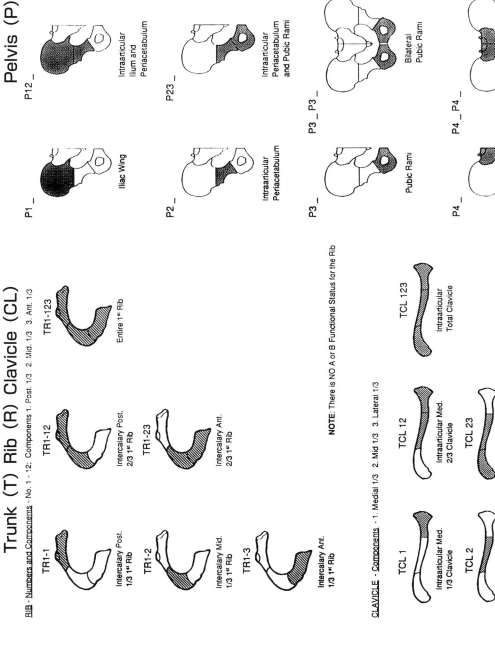

224 付録 各種規約一覧

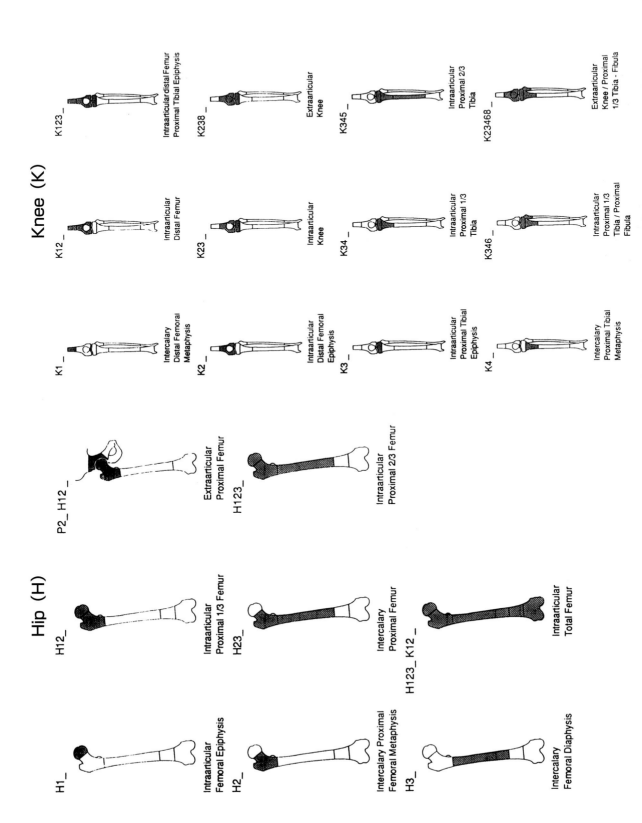

Knee (K)

K5_ Intercalary Tibial Diaphysis

K6_ Proximal Fibular Epiphysis / Metaphysis

K7_ Fibular Diaphysis

K8_ Patella

K45_ Intercalary 3/4 Tibia

K67_ Proximal 2/3 Fibula

K345_A12_ Total Tibia

K57_ Intercalary Diaphysis Tibia / Fibula

K67_A34_ Total Fibula

Ankle/Foot (A)

A1_ Intercalary Distal Tibial Metaphysis

A2_ Intraarticular Distal Tibial Metaphysis

A3_ Intercalary Distal Fibular Metaphysis

A4_ Intraarticular Distal Fibular Metaphysis

A12_ Intraarticular Distal 1/3 Tibia

A24_AFT1_ Extraarticular Ankle Joint - Distal Epiphysis Tibia and Fibula and Talus

A1234_ Intraarticular Distal 1/3 Tibia / Fibula

Ankle/Foot (A)

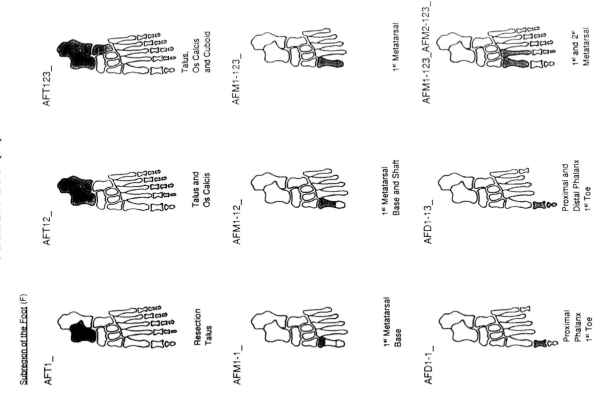

Enneking W, Dunham W, Gebhardt M, et al : A system for the classification of skeletal resections. Chir Organi Mov 75 (1 Suppl) : 217-240, 1990. より

2 同種骨移植（allograft）の評価法

Excellent : A patient who had no evident disease, had normal function of the part, and was able to return to normal activities with minimal limitations.

Good : A patient who had no evident disease or pain but had reduced function of the part. Neither brace nor support was needed, and the patient was able to return to most activities, excluding active sports.

Fair : A patient who, although there was no evident tumor recurrence, had a significant functional deficit that required a brace or support. The limitations were sufficient to preclude many preoperative activities. About half of these patients were sufficiently disabled that they could not resume their former employment status

Failure : Any patient who required resection of the graft or amputation of the limb for recurrence of the tumor, fracture, or infection, or who died as a result of distant metastases.

【参考文献】
1) Mankin HJ et al: Clinical experience with allograft implantation. Clin Orthop 174: 69-86, 1983.

❸ 腫瘍用人工関節のレントゲン評価法

Table. International Symposium of Limb Salvage system for radiological assessment of prostheses

Grade	Bone remodelling	Interface	Anchorage
Excellent	No change	No RL line*	a) No change b) OK cement technique
Good	a) Hypertrophy b) Sclerosis, or c) Osteopaenia with no geometrical change d) Bone angulation<5°	RL line<2 mm thick <1/3 length	Inadequate cementation but no change or failure
Fair	a) Osteolysis or hypotrophy of fixation area<50% + >1/3 length b) Bone angulation>5°	RL line<2 mm + >1/3 length Axial migration<5 mm	a) Stem deformation b) Screw fracture** c) Plate fracture** d) Cement fracture**
Poor	a) Osteolysis or hypotrophy of fixation area>50% thick + >1/3 length b) Bone fracture	a) RL line>2 mm + >1/3 length, or b) >5 mm axial migration, or c) Loosening	a) Stem fracture b) Screw*** c) Plate*** d) Cement***

*   radiolucent line
**   no loosening
*** fracture with loosening

Glasser D, Langlais F: The ISOLS radiological implants evaluation system. In: Langlais F, Tomeno B, eds: Limb Salvage: Major Reconstructions in Oncologic and Nontumoral Conditions. 5th International Symposium St. Malo, Springer-Verlag, Berlin, Germany, 1991:xxiii–xxxi.

4 患肢機能評価法（Enneking）

The front side of the evaluation form

FUNCTIONAL EVALUATION

NAME　　　　　　　　　　DIAGNOSIS　　　　　　　　TYPE SURG.
I.D. NO.　　　　　　　　　SITE
SEX　　　　　D.O.B　　　　STAGE　　　　　　　　　　TYPE RECON.
DATE EXAMINED　　　　　DATE SURG.

LOWER LIMB DATA

	PAIN	FUNCTION	EMOTIONAL ACCEPTANCE	SUPPORTS	WALKING	GAIT
5	None	No Restriction	Enthused	None	Unlimited	Normal
4	———	———	Intermediate	———	———	———
3	Modest	Recreational Restriction	Satisfied	Brace	Limited	Minar Cosmetic
2	———	———	Intermediate	———	———	———
1	Moderate	Partial Disability	Accepts	1 Cane Crutch	Inside Only	Major Cosmetic Minor HCAP
0	Severe	Total Disability	Dislikes	2 Canes Crutches	Unable Unaided	Major HCAP

UPPER LIMB DATA

	PAIN	FUNCTION	EMOTIONAL ACCEPTANCE	HAND POSITIONING	DEXTERITY	LIFTING ABILITY
5	None	No Restriction	Enthused	Unlimited	Normal	Normal
4	———	———	Intermediate	———	———	———
3	Modest	Recreational Restriction	Satisfied	Not above Shoulder or no Pro/Sup	Loss of Fine Movements	Limited
2	———	———	Intermediate	———	———	———
1	Moderate	Partial Disability	Accepts	Not above Waist	Cannot Pinch	Helping Only
0	Severe	Total	Dislikes	Flail	Cannot Grasp	Cannot

TOTAL SCORE　　　———
MAXIMUM SCORE　———　　=　　———　　% Rating

The reverse side of the evaluation form

Please study the following statements carefully and circle the one that most closely describes how you feel about the result of the surgical treatment for your tumor.

1. I am enthusiastic and would recommend to others with same problem.
2. I like it and would do it again.
3. I am satisfied and would do it again.
4. I accept it and would do it again.
5. I accept it but would not do it again if there was another choice.
6. I dislike it and would not do it again.

CIRCLE ALL FOLLOWING REASONS FOR LIKES AND DISLIKES

LIKES		DISLIKES	
Appearance	Can Work	Appearance	Cannot Work
Pain Relief	Cannot Say Why	Discomfort	Cannot Say Why
Do Things I Like		Restrictions	
	Other-Describe		Other-Describe

INSTRUCTIONS

1. Demographic : Stage = Surg Stage of MSTS, Type Surg = Classif of Skeletal Resections of MSTS. Type Reconstruction = Describe Reconstruction.
2. Complete Comment for each factor of lower or upper limb by entering required data : Pain = medication usage ; Function = Restriction and % Occupational Disability ; Emotion = Give patient this form and have complete upper half of this page, enter likes/dislikes ; Ext.
   Supports = supports used and frequency ; Walking ability = maximal distance, limitations in type ; Gait = Cosmetic appearace. Functional handicap ; Hand Positioning = Degree of elevation of Hand in Frontal Plane, Degrees Pro/supination ; Manual Dexterity = Limitations in dexterity, sensory loss in hand ; Lifting Ability = Strength in lifting = (Record strength in International Rating of Muscle Power(0-5).
3. Circle appropriate descriptive level for each factor. Use intermediate levels when appropriate.
4. Determine numerical value for each factor.
5. Enter sum of numerical values in Total Score Box.
6. Enter maximal attainable score (5 × number of factors rated) in maximun score box.
7. Determine rating by dividing maximum into total score and enter in rating % box.

Enneking WF, et al: A system for the functional evaluation of reconstructive procedures after surgical treatment of tumors of the musculoskeletal system. Clin Orthop 286: 241-246, 1993. より

整形外科・病理
悪性骨腫瘍取扱い規約

定価(本体 7,000 円+税)

1982 年 8 月 20 日　　第 1 版発行
1990 年 7 月 20 日　　第 2 版発行
2000 年 7 月 3 日　　第 3 版発行
2015 年 11 月 30 日　　第 4 版第 1 刷発行
2019 年 5 月 15 日　　　　第 2 刷発行

編　集　日本整形外科学会・日本病理学会

発行者　福村　直樹

発行所　金原出版株式会社
〒 113-0034 東京都文京区湯島 2-31-14
　　電話　編集(03)3811-7162
　　　　　営業(03)3811-7184
　　FAX　　(03)3813-0288　　Ⓒ日本整形外科学会・日本病理学会, 2015
　　振替口座　00120-4-151494　　　　　　　　　　　　　　　検印省略
　　http://www.kanehara-shuppan.co.jp/　　　　　　　　　Printed in Japan

ISBN 978-4-307-25159-4　　　　　印刷／横山印刷　　製本／永瀬製本所

|JCOPY|＜出版者著作権管理機構 委託出版物＞
本書の無断複製は著作権法上での例外を除き禁じられています。複製される場合は，そのつど事前に，出版者著作権管理機構(電話 03-5244-5088, FAX 03-5244-5089, e-mail：info@jcopy.or.jp)の許諾を得てください。

小社は捺印または貼付紙をもって定価を変更致しません。
乱丁，落丁のものは小社またはお買い上げ書店にてお取り替え致します。

金原出版【取扱い規約】最新情報　2018.8

書名	版	編者	本体価格
癌取扱い規約 —抜粋— 消化器癌・乳癌	第12版	金原出版 編集部 編	3,800円
肺癌・頭頸部癌・甲状腺癌取扱い規約　抜粋	第4版	金原出版 編集部 編	2,800円
泌尿器科癌取扱い規約　抜粋	第1版	日本泌尿器科学会 編	2,800円
婦人科がん取扱い規約　抜粋	第3版	日本産科婦人科学会/日本病理学会 日本医学放射線学会/日本放射線腫瘍学会 編	4,200円
臨床病理 食道癌取扱い規約	第11版	日本食道学会 編	3,800円
食道アカラシア取扱い規約	第4版	日本食道学会 編	2,000円
胃癌取扱い規約	第15版	日本胃癌学会 編	3,800円
臨床病理 胆道癌取扱い規約	第6版	日本肝胆膵外科学会 編	3,700円
大腸癌取扱い規約	第9版	大腸癌研究会 編	3,800円
門脈圧亢進症取扱い規約	第3版	日本門脈圧亢進症学会 編	4,600円
臨床病理 原発性肝癌取扱い規約	第6版	日本肝癌研究会 編	3,500円
膵癌取扱い規約	第7版	日本膵臓学会 編	3,800円
臨床病理 脳腫瘍取扱い規約	第4版	日本脳神経外科学会 日本病理学会 編	10,000円
頭頸部癌取扱い規約	第6版	日本頭頸部癌学会 編	3,600円
甲状腺癌取扱い規約	第7版	日本甲状腺外科学会 編	3,400円
臨床病理 肺癌取扱い規約	第8版	日本肺癌学会 編	6,700円
臨床病理 乳癌取扱い規約	第18版	日本乳癌学会 編	4,000円
皮膚悪性腫瘍取扱い規約	第2版	日本皮膚悪性腫瘍学会 編	7,000円
整形外科病理 悪性骨腫瘍取扱い規約	第4版	日本整形外科学会 日本病理学会 編	7,000円
整形外科病理 悪性軟部腫瘍取扱い規約	第3版	日本整形外科学会 骨・軟部腫瘍委員会 編	6,800円
子宮頸癌取扱い規約【病理編】	第4版	日本産科婦人科学会 日本病理学会 編	4,000円
子宮体癌取扱い規約【病理編】	第4版	日本産科婦人科学会 日本病理学会 編	4,000円
子宮内膜症取扱い規約　第2部【治療編・診療編】	第2版	日本産科婦人科学会 編	3,700円
卵巣腫瘍・卵管癌・腹膜癌取扱い規約【臨床編】	第1版	日本産科婦人科学会 日本病理学会 編	2,500円
卵巣腫瘍・卵管癌・腹膜癌取扱い規約【病理編】	第1版	日本産科婦人科学会 日本病理学会 編	6,500円
絨毛性疾患取扱い規約	第3版	日本産科婦人科学会 日本病理学会 編	4,000円
泌尿器科・病理放射線科 腎癌取扱い規約	第4版	日本泌尿器科学会 日本病理学会 日本医学放射線学会 編	3,600円
副腎腫瘍取扱い規約	第3版	日本泌尿器科学会 日本病理学会/他 編	4,000円
泌尿器科・病理放射線科 腎盂・尿管・膀胱癌取扱い規約	第1版	日本泌尿器科学会 日本病理学会 日本医学放射線学会 編	4,000円
泌尿器科・病理放射線科 前立腺癌取扱い規約	第4版	日本泌尿器科学会 日本病理学会 日本医学放射線学会 編	3,800円
精巣腫瘍取扱い規約	第4版	日本泌尿器科学会 日本病理学会 他編	4,000円
口腔癌取扱い規約	第1版	日本口腔腫瘍学会 編	3,800円
造血器腫瘍取扱い規約	第1版	日本血液学会 日本リンパ網内系学会 編	5,600円

K 金原出版　〒113-0034 東京都文京区湯島2-31-14　TEL 03-3811-7184（営業部直通）FAX 03-3813-0288
本の詳細、ご注文等はこちらから　http://www.kanehara-shuppan.co.jp/